AF741799

La gratuité des soins de santé au Tchad

Azoukalné MOUKENET et
Avocksouma DJONA ATCHENEMOU

LA GRATUITE DES SOINS DE SANTE AU TCHAD

Evaluation et perspectives

Préface de Laurent MUSANGO

L'Harmattan

© L'Harmattan, 2016
5-7, rue de l'École-Polytechnique ; 75005 Paris
http://www.harmattan.fr
diffusion.harmattan@wanadoo.fr
ISBN : 978-2-343-09428-1
EAN : 9782343094281

Préface

Il est communément admis que rien « n'est gratuit dans la vie ». En effet, lorsque l'on va au marché, par exemple, pour avoir une tomate ou pour se procurer des vêtements dans un magasin de friperie, ou encore acquérir une voiture d'occasion prête pour la casse, on doit toujours payer quelque chose. Cependant, dans nos pays, lorsqu'il s'agit de bénéficier ou d'accéder à des soins médicaux ou à des médicaments qui préservent pourtant la vie humaine, ils sont nombreux à ne pas toujours vouloir débourser.

Et pourtant, l'argent non dépensé pour les frais de soins sera de toute façon utilisé ailleurs, mais cette fois-ci en double à l'occasion, par exemple, d'un décès des suites justement d'une maladie qu'on avait négligée ou laissé traîner.

En effet, en Afrique, il est connu qu'on engloutit des sommes considérables pour l'organisation des funérailles. Les morts coûtent cher à tous points de vue. Ces dépenses occasionnées pour s'offrir de belles funérailles sont sans commune mesure avec celles allouées à la recherche de la santé, laquelle, par contre, a un effet positif sur la productivité de l'individu, et par conséquent sur la création de la richesse.

Dans certaines sociétés africaines, comme celui qui décide pour autrui est souvent tenu de pourvoir aux dépenses, alors il n'est pas étonnant que certains comportements qui ne plaident guère en faveur de la prise en charge des malades apparaissent. Un ami m'avait rapporté la conversation suivante qu'il avait eue au téléphone avec son frère aîné :

- Je t'appelle pour t'informer que mon épouse est malade depuis plus d'une semaine, et elle est immobilisée au lit.

- Mais qu'attends-tu pour l'amener à l'hôpital, lui répondit son frère cadet ;

- Je suis pauvre, tu le sais très bien. Où vais-je trouver de l'argent pour la faire prendre en charge ? lui rétorqua l'aîné ;

- Et si elle venait à décéder, ne trouverais-tu pas un bœuf pour le sacrifice ? lui répliqua le cadet ;

- Si c'est pour un bœuf seulement, ça ne peut pas manquer, conclut l'aîné.

Est-ce pour conclure que de l'argent pour « célébrer » la mort, on en trouve, mais pas pour restaurer la santé ? Pourtant, des initiatives pour changer ce genre de comportements ou de mentalités n'ont jamais manqué. Par exemple, le principe de la participation des populations à leurs dépenses de santé avait été retenu, notamment à travers l'Initiative de Bamako, pour plus les responsabiliser dans la recherche de leur propre santé, c'est-à-dire pour leur permettre d'anticiper les effets néfastes de la maladie à venir.

Ainsi avec le recouvrement des coûts des actes de santé, les populations ont pu, bon gré ou mal gré, participé au financement des systèmes de santé. Cependant, les problèmes d'accessibilité financière de certains groupes vulnérables aux soins de santé de qualité, ont ramené les décideurs politiques, sous l'impulsion des partenaires, à faire renaître le principe de la « gratuité de soins » qui s'est à nouveau répandu dans les réformes des systèmes de santé. En réalité, c'est une véritable « subvention de soins » dans la mesure où un organisme tiers, une institution, une personne et bien souvent l'État couvrent les dépenses afférentes.

En effet, pour pallier les problèmes d'utilisation des services de santé, les gouvernements et les partenaires avaient estimé qu'il fallait promouvoir la subvention des soins ciblant certaines catégories socio-démographiques ou certaines pathologies cibles... afin d'améliorer l'accessibilité des populations visées aux soins désirés. En d'autres termes, il était nécessaire de tout faire pour éviter les paiements directs qui pourraient empêcher ces populations vulnérables d'y accéder.

Par ailleurs, la mise en œuvre de ces mesures ou politiques de gratuité variant d'un pays à un autre, d'une zone à une autre au sein d'un même pays, s'est traduite par quelques réussites, mais aussi pour bon nombre de cas, par des échecs, accompagnés d'effets pervers à l'instar de la corruption et d'autres formes de tricherie non souhaitables.

S'agissant des effets positifs, les résultats des études et des recherches attribuent à la gratuité des soins l'augmentation de l'utilisation des services de santé et la réduction du risque financier qui épargne à la population des dépenses catastrophiques. Il est, en effet, connu que des individus ou familles qui font face à des dépenses catastrophiques courent le risque de tomber dans l'extrême pauvreté puisqu'ils sont souvent amenés à vendre leurs biens ou même engagent toute leur épargne à l'occasion des épisodes morbides.

Éviter une telle perspective, à travers une politique axée sur la gratuité, constituerait une chance pour des populations concernées de ne pas sombrer dans la paupérisation. Afin de mieux réorienter ou accélérer les actions futures, il est nécessaire d'analyser ou de capitaliser les expériences réussies ou les échecs des autres pays.

Pour ce qui est plus particulièrement des effets négatifs, il arrive souvent que l'organisme tiers-payant limite le paquet de soins au simple « kit », sans considérer qu'il y a d'autres services comme la consultation, le laboratoire et l'imagerie qui utilisent les consommables, ainsi que des dépenses de l'administration et des transports des malades entre leur lieu d'habitation et les structures des soins.

Lorsqu'une structure de soins est ainsi soumise à un régime de la gratuité des soins, comme source de financement, et que le tiers-payant ne s'acquitte pas de sa subvention, le prestataire trouvera toujours d'autres moyens pour assurer le recouvrement pour ainsi combler son manque à gagner. Ceci, soit par des « dessous de table », soit par « la vente des kits mis à sa disposition », soit encore par la « surfacturation» des personnes qui n'ont pas droit à la gratuité pour compenser ces pertes de revenus. D'autres effets négatifs attribués à cette gratuité concernent la dégradation des infrastructures, la pénurie des médicaments, la démotivation des personnels de santé, pour ne citer que ceux-là.

Un des problèmes les plus délicats, et qui a été bien souvent constaté, est le cas où les États déclarent la gratuité de soins sans que les services de santé soient en mesure d'être fournis de façon adéquate tant en quantité qu'en qualité. Cette situation est comparable à une scène familiale dans laquelle les parents invitent leurs enfants à venir à table, sans qu'il y ait suffisamment à manger. Quelle ironie !

Ces constats doivent nous interpeller tous, en tant que décideurs politiques, experts ou chercheurs en santé publique. Il est nécessaire de trouver les voies et moyens pour assurer un financement de la santé qui soit équitable, aussi bien pour les populations que pour les États.

En tant que praticien et expert en santé publique ayant longtemps travaillé dans les pays en développement sur les questions de financement de la santé, j'interpelle les décideurs politiques, afin qu'ils préservent l'approche noble de « subvention de soins », comme mesure de protection des plus démunis. J'encourage également les populations nanties à promouvoir les mécanismes de mise en commun de ressources pour aider les pauvres et les vulnérables, mais aussi les prestataires des soins à s'acquitter correctement de leurs responsabilités envers les populations.

Enfin, je voudrais remercier les auteurs de ce livre Monsieur Azoukalné Moukénet et Professeur Avocksouma Djona Atchénémou pour l'analyse approfondie qu'ils ont faite du système de santé du Tchad (leur patrie), en général, et des mécanismes de gratuité en cours dans ce pays, en particulier.

Les défis et recommandations évoqués dans ce livre seront sans aucun doute d'un intérêt capital, non seulement pour le Tchad, mais aussi pour les pays de l'Afrique subsaharienne qui vivent les mêmes réalités au niveau du secteur de la santé. Car un financement de la santé équitable est un levier de performance des systèmes de santé.

J'invite donc tous les lecteurs à considérer cette œuvre comme un moyen de réflexion sur les réformes qui sont initiées par les décideurs politiques dans le secteur de la santé : de la Santé pour tous d'ici l'an 2000, en passant par les Objectifs du Millénaire pour le Développement et maintenant les Objectifs de Développement Durable (ODD) dans lesquels la stratégie des soins centrés sur la personne devrait nous guider vers la Couverture Sanitaire Universelle d'ici 2030.

Laurent MUSANGO,

Diplômé de Médecine Générale, Maîtrise en Santé Publique, Doctorat en Économie de la Santé, Chargé de cours à l'Université Nationale du Rwanda et Enseignant visiteur à l'Université Libre de Bruxelles. Conseiller Régional en Financement de la Santé et Protection Sociale à l'Organisation Mondiale de la Santé, Région Africaine.

Prologue

Avril 2007 à N'Djaména. Il régnait une chaleur torride. Une période propice à des décès multiples aux causes innombrables. Je venais à peine de boucler mes deux premiers mois de ministre en charge du système de la santé. Le système que j'avais trouvé en place trainait les cinq principales insuffisances suivantes :

1) r*elation inverse en matière de soins* : Ceux qui ont le plus de moyens et qui vivent en général dans les grands centres urbains, et dont les besoins en soins de santé sont souvent inférieurs, consomment le plus de services de soins disponibles, alors que les personnes qui disposent de moins de ressources et font face à de plus grands problèmes de santé en consomment moins. C'est dire qu'en général du fait des facteurs liés à la disponibilité et à l'accessibilité, les dépenses publiques consacrées aux services de santé profitent davantage aux riches des villes qu'aux pauvres des campagnes ;

2) *soins appauvrissants :* la protection sociale étant souvent inexistante, les usagers paient eux-mêmes de leur poche une grande partie des soins reçus, et par conséquent, ils sont confrontés à des dépenses catastrophiques. Au Tchad, un usager paie directement plus de 53% des coûts des soins. Aussi, le risque qu'il tombe définitivement dans la pauvreté à cause des dépenses de santé est très grand ;

3) s*oins fragmentés et fragmentaires :* Il y a, d'un côté, une spécialisation excessive des prestataires de soins, et une étroitesse et verticalisation de nombreux programmes de lutte contre les maladies, ce qui décourage une approche globale de prise en charge des individus et des familles, empêchant ainsi la nécessité de la continuité des soins, et de l'autre, les soins de santé destinés aux

populations pauvres et marginalisées sont très fragmentés et grossièrement sous-financés, alors même que l'aide au développement, à travers la verticalisation des programmes de lutte contre la maladie, accroît cette fragmentation ;

4) *soins à risque* : Le système étant mal conçu, il est par conséquent incapable d'assurer des normes de sécurité et d'hygiène, provoquant ainsi des taux élevés d'infections nosocomiales, ainsi que des erreurs médicales et d'autres effets néfastes qui constituent une cause sous-estimée de décès et de mauvaise santé ;

5) *soins mal ciblés* : L'allocation des ressources va essentiellement et à grands frais aux services curatifs hospitaliers, négligeant la prévention primaire et la promotion de la santé, pourtant susceptibles de permettre une réduction pouvant atteindre plus de 70 % de la charge de morbidité. De plus, le secteur sanitaire ne dispose pas des compétences nécessaires pour atténuer les effets néfastes d'autres secteurs sur la santé, et pour tirer le meilleur parti des contributions que ces mêmes secteurs peuvent apporter à la santé des populations, en particulier le secteur privé et autres ministères alliés (Elevage, Agriculture, Eaux, Education…).

J'étais donc en charge d'un système de santé, généralement concentré dans les grands centres urbains, qui mettait l'accent de manière disproportionnée sur une offre étroite de soins curatifs, de plus en plus spécialisés, et dans lequel la lutte contre la maladie, axée sur des résultats à court terme, fragmentait la prestation des services. Et surtout, un système de santé dans lequel un certain laisser-faire en matière de gouvernance a permis l'éclosion d'une marchandisation incontrôlée de la santé.

Au mois d'avril, il y a bien longtemps que le budget national public a déjà été adopté et même pratiquement consommé. Pour les spécialistes en dépenses publiques, en l'occurrence les ordonnateurs et les administrateurs des crédits, ceux-là mêmes qui savent utiliser les bons de commande administratifs, c'était le moment de penser à un autre budget rectificatif. Et c'est donc au cours de ce mois que la décision, avec effet immédiat, du Président de la République d'instaurer la politique de gratuité des soins de santé était tombée.

Dès l'annonce de cette politique, le Ministère s'était immédiatement mobilisé pour estimer les coûts de cette gratuité, et surtout pour élaborer des mécanismes de l'implantation de celle-ci. Alors, un comité de suivi et de contrôle de mise en œuvre fut mis en place. Celui-ci avait pour mission de : recenser et centraliser les besoins exprimés par les formations sanitaires ; veiller à l'acheminement effectif des médicaments dans les délégations régionales sanitaires et leur disponibilité dans les formations sanitaires ; assurer sur le terrain le suivi, le contrôle et l'évaluation des médicaments distribués dans les structures sanitaires, et enfin rendre compte à qui de droit, et ce, tous les trois mois. Tout ceci fait dans la précipitation et à pas de charge. Sans conceptualisation et surtout sans avoir réfléchi sur les meilleurs modèles pour mettre en œuvre efficacement cette politique.

Quoi qu'on dise, le projet est déjà implanté sur l'ensemble du territoire national. Mais, ce n'est pas parce que la politique porte sur la gratuité qu'elle l'est effectivement pour tout le monde. Il faut bien que quelqu'un paie, n'est-ce pas ? Certains pourraient, en effet, être amenés à conclure que cette politique revient trop cher aux contribuables ou même qu'elle pourrait être tout simplement irréaliste. Mais, s'est-on seulement posé la question de savoir combien ça pourrait coûter à court et à moyen terme si on abandonnait des millions de compatriotes sans soins ? Si la santé coûte cher, quel est alors pour la société le prix de la maladie ?

Cela fait bientôt huit ans que la gratuité des soins de santé est appliquée au Tchad. Une panacée, un retour en grâce de l'état-providence ou simple fait de publicité politique ? Quelle politique de santé si pertinente soit-elle perdurerait sans un investissement massif dans le renforcement du système de santé ?

Pour nous, il est vraiment temps de faire un bilan, et surtout d'apprécier les effets de cette politique sur la santé générale des populations. Le temps aussi de s'interroger sur son possible redéploiement et surtout sa pérennisation. Une action publique, certes louable et indispensable, mais qui, faute des mesures d'accompagnement adéquates, risque de s'essouffler, à l'instar de tous ces éléphants blancs et autres dépenses publiques de luxe qui sont courants dans nos pays. En général voués à l'oubli. Des gâchis.

Avocksouma Djona Atchénémou, Ph.D (Santé Publique) ; Directeur d'Hôpital et Agrégé en Sciences de Gestion. Ancien ministre.

Avant-propos

L'amélioration de la santé est une source de développement économique et social des nations. Elle favorise la productivité des individus et la paix sociale. C'est ainsi que la recherche d'une couverture universelle en santé reste toujours d'actualité, mais son accès dépend fortement de l'utilisation des fruits de la croissance économique, et en retour, cette dernière est aussi la conséquence d'une bonne santé. Le lien entre la santé et le développement est ainsi fortement ténu. Aussi, pour juger de l'atteinte de cet objectif de développement, on recourt à l'évaluation de la performance du système de santé, à travers des indicateurs de santé tels que ceux de la morbidité et de mortalité maternelle et infantile.

En effet, un État qualifié d'émergent est forcément celui dans lequel les indicateurs sociaux de base tels que, par exemple, la santé et l'éducation sont en situation de progression constante. Sur cette base, le système de santé du Tchad est loin d'être performant, avec des taux de mortalité maternelle et infantile figurant parmi les plus élevés au monde.

C'est probablement dans le but de résoudre les problèmes de santé qui contribuent à la mauvaise santé des populations, et par conséquent handicapent le développement du Tchad que les autorités du pays ont décidé de promouvoir la politique de gratuité des soins. Elles ont, en cela, fait comme les autres pays tels que le Burkina Faso, le Ghana, le Libéria, le Niger, l'Ouganda, la Sierra Leone ou le Burundi. Cette politique vise à favoriser l'augmentation de l'utilisation des services de santé et l'équité dans l'accès aux soins pour les plus pauvres, étant donné que l'inaccessibilité aux services de qualité de base est l'un des principaux déterminants des décès évitables.

Pour le ministère , la gratuité des soins de santé concernait des situations pathologiques avec détresse vitale nécessitant une prise en charge immédiate alors que, chaque fois qu'un patient venait en consultation, il s'attendait à être pris en charge quand bien même le pronostic vital n'était pas engagé. Cet exemple de malentendu met en exergue les failles dans la conceptualisation de l'intervention. Aussi, la pratique de commencer une œuvre, puis de s'arrêter en cours de route constitue à notre avis un gâchis. Pour cela, il appartient aux chercheurs, aux évaluateurs et autres académiciens d'aider les preneurs de décision à continuer les actions entreprises qui sont, sans aucun doute, d'intérêt public.

Dans ce livre, notre ambition est de combler le manque de documentation sur le sujet, et surtout d'aboutir à des résultats qui entraîneraient des débats. Les analyses sont à la portée des chercheurs, des évaluateurs et des autres académiciens dans leur rôle d'aide à la prise de décision. Le livre est à destination des décideurs et des gestionnaires, qui devraient être bien avisés de procéder au contrôle des actions engagées pour la mise en œuvre de cette politique. Le livre propose aussi des recommandations tant au plan gestionnaire que de la recherche évaluative. Même si les résultats sont partiels, et par conséquent exploratoires, ils permettront à terme à d'autres chercheurs de vérifier leurs hypothèses de recherche.

Azoukalné Moukénet et **Avocksouma Djona Atchénémou**

Remerciements

Tout ouvrage sur une thématique aussi innovatrice ne saurait se réaliser sans une contribution de plusieurs personnes que nous ne citerons pas tous ici. Nous remercions très sincèrement tous ceux qui nous ont aidés à faire aboutir ce travail, en particulier Monsieur Djonta Wadika Léonce pour la pertinence de ses remarques , en tant qu'acteur de la gratuité des services de soins d'urgence au Tchad, et également à Moukénet Pagou pour la lecture du manuscrit, ainsi qu'au Dr Ahmat Adam et Mr Mavounia Ndoko Armand Genil pour la mise en forme du document. Nous tenons aussi à marquer notre reconnaissance au Docteur Laurent Musango pour la préface du livre.

Sigles et abréviations

ARV : Antirétroviral

CFA : Coopération Financière en Afrique *(anciennement franc des colonies françaises d'Afrique)*

CHU : Centre Hospitalier Universitaire

CPA : Centrale Pharmaceutique d'Achat

CPN : Consultation Prénatale

DEP : Direction des Études et de la Prévision

DFID : Département pour le Développement International *(Department For International Development UK en anglais)*

DSIS : Division du Système et d'Information Sanitaire

DSR : Délégation Régionale de Santé

ECOSIT : Enquête sur la Consommation et le Secteur Informel au Tchad

FACSS : Faculté des Sciences de la Santé

FMI : Fonds Monétaire International

HGRN : Hôpital Général de Référence Nationale

HME : Hôpital Mère et Enfant

INSEED : Institut National de Statistique, des Études Économiques et Démographiques

MCD : Médecin Chef de District

MSF : Médecins Sans Frontières

OEV : Orphelin Enfant Vulnérable

OMD : Objectifs du Millénaire pour le Développement

OMS : Organisation Mondiale de la Santé

ONASA : Office National de la Sécurité Alimentaire

ONG : Organisation Non Gouvernementale

ONU : Organisation des Nations-Unies

PCA : Paquet Complémentaire d'Activités

PVD : Pays en Développement

PEV : Programme Élargi de Vaccination

PIB : Produit Intérieur Brut

PMA : Paquet Minimum d'Activités

PND : Programme National pour le Développement

PNSA : Programme National de Sécurité Alimentaire

PPP : Parité de Pouvoir d'Achat

PRA : Pharmacie Régionale d'Approvisionnement

PTF : Partenaires Techniques et Financiers

PVVIH : Personne Vivant avec le VIH

SNRP : Stratégie Nationale de Réduction de la Pauvreté

SONU : Soins Obstétricaux et Néonataux d'Urgence

STEE : Société Tchadienne d'Eau et d'Électricité

TB : Tuberculose

TOFE : Tableau des Opérations Financières de l'État

UGGS : Unité de Gestion de la Gratuité de Soins

VIH : Virus de l'Immunodéficience Humaine

WDI : Indicateurs de Développement dans le Monde *(World Development Indicators en anglais)*

Liste des figures

Liste des tableaux

Introduction

Tout système de santé éprouve les besoins de résoudre trois types de problèmes suivants :

- les problèmes de premier ordre sont liés aux besoins de santé, et se traduisent par les indicateurs de santé, communément appelés états de santé des populations. Ils constituent l'objet même de tout système de santé, ainsi que de sa mission. La mortalité, la morbidité et les handicaps en constituent les principaux indicateurs. La performance du système de santé est jugée sur la base de ces indicateurs-là. Sur ce plan, notre système national de santé est totalement inefficace. Les indicateurs les plus sensibles constitués de la mortalité infantile et maternelle justifient cette contre-performance ;

- ceux de deuxième ordre sont constitués des services. Dans le domaine de la santé publique, il est nécessaire et indispensable que les services offerts soient de qualité, disponibles, accessibles et surtout utilisés, sans quoi il n'y aura pas d'amélioration des états de santé des populations. Les consultations prénatales, les vaccinations, les consultations de spécialité sont autant de services qui sont offerts par le système de santé d'un pays.

- quant à ceux de troisième ordre, ils sont relatifs aux ressources. Qu'elles soient humaines, matérielles ou financières, leur mobilisation est indispensable pour permettre au système de fonctionner, et donc d'offrir des services. Ils ne sont que de troisième ordre parce que la disponibilité d'une ressource ne signifie pas qu'elle produit effectivement des services.

Le Tchad, comme bon nombre de pays à faible revenu, éprouve d'importantes difficultés dans le domaine de la santé en accumulant les trois types de problèmes cités ci-dessus. Disposant d'un système de santé plutôt réactif que proactif, il enregistre les plus mauvais indicateurs de santé, en particulier à travers de fortes morbidité et mortalité infantiles et maternelles. De plus, du fait de leur faible qualité, leur disponibilité et surtout leurs coûts, les services offerts sont peu utilisés par les populations qui en ont pourtant tant besoin.

On note, en effet, une faible fréquentation des structures de santé, une situation qui serait aussi attribuable au faible pouvoir d'achat des populations et au manque de personnel qualifié. Selon des données récentes, seulement 19 personnes sur cent ont eu un contact avec un professionnel de la santé en 2008[1].

Pour faire face à ces défis sanitaires, certains pays ont prôné la gratuité des soins pour les enfants de moins de 5 ans et pour les femmes enceintes. Parmi ces États, on compte le Burkina Faso, le Ghana, le Libéria, le Népal, le Niger, l'Uganda, la Sierra Leone, le Burundi (OMS, 2011) et récemment le Tchad. La spécificité du Tchad concerne l'urgence vitale, la prévention des maladies chez les enfants de moins de 11 mois et les femmes en âge de procréer.

La gratuité de soins a été instaurée en 2007 par le Président de la République avant de voir son extension à

---

[1] Organisation Mondiale de la Santé, Equipe Inter-pays, Ouagadougou, Burkina Faso

tous les centres de santé du pays en 2013. En plus de la gratuité des soins d'urgence, le Tchad a mis en place la gratuité des soins ordinaires au niveau des centres de santé, ainsi que des soins de maladies chroniques et d'autres problèmes spécifiques de santé.

Le financement de la santé dans les pays pauvres peut être réuni en trois grandes approches[2]. Celles-ci comprennent la gratuité des soins de base et la "santé pour tous" sous l'influence de la conférence d'Alma-Ata de 1978, la contribution financière des usagers ou le recouvrement des coûts dans les années 1980, renforcée par l'initiative de Bamako de 1987 et le développement des mécanismes assuranciels des années 1990. Dans le contexte tchadien, cette dernière approche du financement a été peu développée. En général, ce sont plutôt les travailleurs du secteur formel, minoritaires dans le pays, qui y contribuent.

De ce fait, la gratuité des soins n'est pas une nouveauté en soi dans la mesure où elle a été déjà expérimentée par la plupart des pays africains à l'époque de l'État providence du début des années 1960.

Pour ce qui concerne l'approche axée sur le recouvrement des coûts, il faut reconnaître que celle-ci a peiné à résoudre efficacement les problèmes de santé qu'éprouvaient les populations. De plus, au fur et à mesure que la participation financière des usagers augmentait, elle avait créé des conflits d'intérêts entre les responsables de centres de santé et des comités de gestion sur l'utilisation des revenus engrangés, pendant que la contribution de

[2] Martine Audibert, Eric De Roodenbeke, et Jacky Mathonna: *Le financement de la santé dans les pays d'Afrique et d'Asie à faible revenu* (Paris : Karthala, 2003).

l'État ne faisait que décroître avec le temps. L'effet indirect de cette participation est qu'elle avait tendance à pousser les ménages à effectuer des dépenses catastrophiques, les détournant ainsi de la fréquentation des structures de soins, ce qui encourage la vente illicite des médicaments dans la rue. Ce sont en général ce genre de dépenses catastrophiques qui contribuent à rendre encore plus pauvres les populations. Pour limiter les conséquences d'une telle approche, toute politique visant l'atteinte d'une couverture universelle de santé devrait être au centre des préoccupations des décideurs[3].

L'objet de ce livre est de pallier le manque de documentation sur le sujet, et surtout d'évaluer l'impact que cette politique de la gratuité a pu avoir sur la santé des populations tchadiennes. Les principales méthodes utilisées sont la revue documentaire, les entrevues individuelles, le questionnaire et l'analyse réflexive. A travers cet ouvrage, nous souhaitons améliorer les connaissances sur la politique de gratuité au Tchad. Nous tenterons de mettre en lumière les failles et les réussites, ainsi que quelques suggestions pour l'expansion de cette politique qui est très importante pour l'amélioration de la santé des populations.

L'ouvrage est articulé autour de neuf chapitres : le premier concerne la gratuité et le marché. Dans le second, est présentée la problématique et une vue d'ensemble du financement de la santé. Le troisième chapitre analyse le contexte sanitaire. L'analyse du processus de la gratuité des soins d'urgence est effectuée dans le quatrième chapitre. Dans le cinquième est évalué l'impact de la

[3] Organisation Mondiale de la Santé, " Rapport sur la santé dans le monde 2013 : la recherche pour la couverture sanitaire universelle " (Genève : Organisation Mondiale de la Santé, 2013).

gratuité des soins d'urgence sur certains indicateurs sanitaires ciblés. Le chapitre six porte sur l'évaluation des effets de la gratuité sur des soins ordinaires, tandis que le septième évalue les effets de la gratuité sur les maladies chroniques. Au huitième sont analysées les perspectives de cette politique de gratuité au regard des expériences des autres pays. Ce chapitre sera renforcé par quelques suggestions pour l'amélioration de la gratuité des soins du Tchad. Enfin, le dernier chapitre traitera, avant de conclure des perspectives en matière de recherche évaluative.

Chapitre 1

La gratuité et le marché

La gratuité peut être ici définie comme une subvention. Et une subvention est, en première approche, une aide financière, directe ou indirecte, allouée par une personne publique en vue de financer une activité d'intérêt général. Le bénéficiaire de la subvention peut être public ou privé, entreprise, association ou personne physique. La subvention peut porter sur un projet, sur un type de bien, sur une situation, etc. En Europe, les subventions sont aujourd'hui une question importante du débat public, même lorsque l'on écarte les questions d'usage immoral voire illégal des subventions (corruption, contrepartie pour un appui politique, détournement de fonds, etc.).

En Afrique, au-delà des débats idéologiques, compte tenu des besoins sociaux colossaux, l'intervention des pouvoirs publics est toujours souhaitée, même si on assiste, sous l'impulsion des institutions de Brettons Woods, à leur désengagement. En effet, la position libérale est de pouvoir limiter au maximum le champ à la notion de subvention, voire le réduire à néant. Certes, le libéralisme politique reconnait par principe aux institutions un rôle, mais le réduit au strict minimum. Sous le prétexte de respecter une certaine neutralité des pouvoirs publics entre les personnes, par exemple, en France, ce principe est introduit au nom du respect du principe de la liberté du commerce et de l'industrie. Appliqué au champ économique, cela implique de ne pas faire de discrimination entre les agents économiques, et surtout de ne pas fausser la concurrence.

Au sein d'un pays, dans un système démocratique et en principe égalitaire, l'attribution de subvention, surtout lorsqu'elle est attribuée à une certaine catégorie de personnes ou d'entités, relève de l'exception qui doit être justifiée. En effet, dans un tel système politique, en vertu du principe d'égalité face aux droits et aux charges, chacun doit être traité de façon égale, et si quelqu'un obtient une subvention, alors toute autre personne dans une situation similaire doit également l'obtenir. On est bien là en présence du principe de l'équité. L'équité est dite verticale, lorsque les personnes ayant les mêmes besoins doivent bénéficier des mêmes traitements. Elle devient horizontale, lorsque les personnes ayant des besoins différents doivent bénéficier de solutions différentes.

Cela dit, la principale justification du subventionnement réside dans le fait qu'il crée un effet positif pour tout le monde (notion d'intérêt général), même pour ceux qui ne reçoivent pas la subvention. Ainsi, les pouvoirs publics peuvent décider de verser une subvention d'équilibre à tout fournisseur assurant un service d'intérêt public, reconnu à la fois comme nécessaire et non rentable. Cependant cette façon de justifier les subventions ne résout pas la difficulté, elle la déplace seulement : d'abord vers la question de savoir si un service, un projet ou une situation est vraiment (et jusqu'à quel point) d'intérêt général ; ensuite vers les conditions à respecter pour bénéficier de la subvention (qui ? quoi ? combien ? etc.).

La subvention est donc une forme d'intervention de l'État sur le marché pour remédier aux défaillances de ce dernier, même si certains libéraux contestent cette justification. La défaillance du marché est définie comme une situation dans laquelle, pour des raisons techniques, la régulation par le marché se révèle impossible ou inadéquate[4]. Dans ce chapitre, nous présentons cette justification historique de l'intervention de l'État sur le marché inhérent aux subventions, ainsi que son application dans certains pays en voie de développement (PVD).

1.1. État et défaillances du marché

Le marché est défini comme un lieu (parfois abstrait) de confrontation entre une offre et une demande aboutissant à des échanges aux prix de marché[5]. Pour les libéraux, le marché s'autorégule de façon spontanée, on parle donc de marché autorégulateur. Ce concept signifie que l'agrégation de comportements des agents économiques qui sont responsables d'une décision à caractère économique, qu'ils soient consommateurs ou producteurs, conduit spontanément à l'équilibre grâce à une flexibilité des prix réalisés à partir d'une confrontation d'une offre et d'une demande. Le pouvoir autorégulateur du marché peut être soutenu pour 4 raisons [6] :

a) Les préférences de consommateurs sont atteintes pour une utilisation optimale des intrants. Autrement dit, le marché laissé à lui-même permet une réalisation optimale de préférences des consommateurs grâce à une bonne production, alors qu'une intervention des pouvoirs publics s'avérerait délicate pour une bonne gestion du marché. En effet, avec l'État, la prise de décision ne se fait pas de façon spontanée. De plus, on

[4] Alain Beitone et al. *Dictionnaire des sciences économiques*, 2nd ed., Armand Colin (Paris, 2009).

[5] Ibid.

[6] Dwight H. Perkins, Steven Radelet, and David L. Lindauer : *Economie du développement*, 3rd ed., Nouveau Horizon (Bruxelles: De Boeck, 2008).

notera une lourdeur logistique notamment dans la distribution des biens aux consommateurs. Par exemple, si la population préfère consommer des produits maraichers, le marché se chargera de la réalisation de cette préférence des consommateurs. Ainsi, les producteurs se mettront à produire de tels biens demandés sur le marché. Par contre, même si le pouvoir public aperçoit cette demande, il offrira le bien avec un retard.

b) Les marchés sont plus flexibles au changement de contexte. Pour cela, ils ne nécessitent pas l'intervention d'une force extérieure. En effet, ils sont, par défaut, orientés vers une croissance ou un développement, et ils s'adaptent aussi aux évolutions technologiques, alors qu'une intervention des pouvoirs publics alourdirait cette flexibilité. Ainsi, suite à une fluctuation du prix des intrants, par exemple, l'État aurait du mal à s'adapter, ce qui ne serait pas le cas du marché laissé à lui-même.

c) Le marché incite les producteurs à une efficacité dans leurs productions par une augmentation de la productivité. Cependant, avec les pouvoirs publics, les producteurs seront incités à une recherche de rente facile et à corrompre les bureaucrates de l'État. Pour cela, certains producteurs augmenteront leurs stocks de capital physique ou amélioreront leur capital humain en vue d'augmenter la productivité. D'autres agiront sur la production en réalisant des économies d'échelle. D'une manière générale, les producteurs résolvent sans cesse une équation leur permettant de limiter le coût de production pour une utilisation optimale des intrants.

d) Enfin, le marché favorise une décentralisation des décisions jusqu'au niveau des producteurs et des consommateurs. Ainsi, l'agrégation de décisions des acteurs régule le marché, alors qu'avec l'État, toutes les décisions seront centralisées, mais, des fois ces décisions sont loin des aspirations des acteurs du marché. Par exemple, tandis que les pouvoirs publics chercheront à remonter l'information suite à une augmentation du cours de pétrole et à prendre une décision adéquate, dans un marché autorégulateur les producteurs s'adapteront en imputant l'excès des charges sur le prix des outputs ou substitueront la production de ce bien et/ou joueront sur le coût unitaire à travers les économies d'échelle, s'il existe toujours une demande pour de tel bien. De leur côté, les consommateurs de tels biens s'adapteront automatiquement compte tenu de leurs pouvoirs d'achat.

Malgré les avantages du pouvoir autorégulateur, le marché connaît des fois de défaillances. En effet, le concept du marché autorégulateur sous-entend que ses activités n'affectent que les acteurs en jeu (offreurs et demandeurs qui y participent). En réalité, d'autres acteurs, qui n'y participent pas, peuvent subir les effets générés par les échanges sur le marché, c'est le cas des économies externes. Dans ce contexte, l'optimum atteint à travers ce type d'échange devient un optimum privé, cc qui n'est plus l'optimum de la société entière. On parle d'économie externe lorsque les effets produits par le marché sont bénéfiques pour d'autres acteurs non participants. On parle ainsi de l'impact d'une intervention qui peut s'illustrer par des effets désirés et non désirés. C'est le cas notamment de la construction d'un barrage dont l'objet est la production d'électricité par exemple.

En réalité, le barrage en question permettra de limiter l'inondation dans la zone concernée, ce qui favorisera la production agricole des cultivateurs de la région. Par contre, lorsque les effets produits par le marché sur les acteurs non participants sont néfastes, on parle de déséconomies externes ou externalités négatives. Ce cas de figure est souvent rencontré dans les États africains avec l'exploitation de leurs ressources naturelles. Par exemple, une exploitation de pétrole détruit l'écosystème de la région concernée. Ainsi, la pollution de l'air augmente, les pluies deviennent rares et le sol devient improductif. Tout ceci constitue un dommage pour la population de la zone d'exploitation, c'est ainsi que les économistes du bien-être appellent à une intervention des pouvoirs publics.

Par ailleurs, l'intervention des pouvoirs publics est aussi sollicitée dans le cas des biens n'ayant pas de prix et d'une offre privée, c'est le cas des biens collectifs. Tout le monde sait l'importance de la police et de l'armée pour la sécurité nationale, néanmoins personne n'est disposé à payer pour le service rendu. Chacun se comporte comme un passager clandestin, se disant que l'autre payera ou ne révélant pas son intérêt pour la consommation du service de sécurité. Dans un contexte pareil, si l'État est informé de la demande d'un tel bien, et s'il cherche effectivement le bien-être de la société, il pourrait intervenir sur le marché pour sa production. Notons que ces types de biens sont de moins en moins nombreux de nos jours. Ainsi, le service de sécurité qui jadis était réservé uniquement à l'État connaît l'essor des entreprises de sécurité privée.

Enfin, les pouvoirs publics interviennent sur le marché souvent pour des biens dont la production est à rendement croissant favorisant l'implantation d'un monopole naturel. On parle de rendement à échelle croissant lorsque la quantité de biens produits augmente beaucoup plus vite que la quantité des intrants initialement mobilisée pour cette production. Par exemple, lorsqu'une société de téléphonie s'implante dans un pays, elle effectue un investissement initial pour étendre sa couverture de réseau sur le territoire, alors même qu'initialement elle a un nombre réduit de consommateurs de son service. Au fur et à mesure que le temps passe et qu'elle investit, sa clientèle augmente, mais cette augmentation de la clientèle est beaucoup moins rapide que celle de son investissement. En principe, pour de tels biens, l'État intervient pour défendre les consommateurs en réglementant les tarifs de communication et en instaurant un cahier des charges pour un bénéfice social au profit de la population.

D'une manière globale, les pouvoirs publics interviennent sur le marché pour pallier leurs défaillances et revenir à un optimum de Pareto. Cet optimum est atteint lorsqu'il n'est pas possible d'accroître la satisfaction d'un individu sans réduire la satisfaction d'un autre[7].

1.2. Spécificités des défaillances du marché dans les pays en développement

De par leur histoire, les pays en développement (PVD) offrent quelques particularités pour ce qui est des défaillances du marché[8]. Ces pays sont souvent de faible taille démographique à cause d'une forte mortalité engendrant une faible espérance de vie. De ce fait, la recherche des économies d'échelles (baisse du coût de production grâce à une augmentation de la production) ne

---

[7] Georges Pariente, "La recherche de l'optimum économique " *Revue économique* 19, no. 5 (1968) : 874–93, doi :10.3406/reco.1968.407836.

[8] H. Perkins, Radelet, and L. Lindauer, *Economie du développement.*

peut se faire qu'à travers un monopole ou un oligopole. C'est le cas des industries de mine, des compagnies de téléphonie ou des compagnies aériennes. Pour cela, l'État intervient dans la régulation du prix au profit du bien-être de la population. Certains États ayant des institutions fortes peuvent morceler de telles entreprises monopoles ou imposer une règle sur la taille des firmes.

L'un des maux des PVD est le manque d'industries en dehors de celles qui sont extractives sans oublier le manque d'autonomie monétaire réelle. De ce fait, pour attirer les industries, les pouvoirs publics interviennent sur le marché, en instaurant un tarif protecteur aux unités de production naissantes. D'autres États offrent des facilités telles qu'une imposition du droit à l'importation concurrente ou une subvention initiale incluant une prise en charge de certains frais de lancement ou une exemption. Ce fut le cas des PVD après les indépendances.

Pour Reinert[9], le gouvernement doit avoir une politique industrielle active qui vise les industries qui sont à rendements croissants. Il s'agit d'un protectionnisme dans lequel l'État doit décourager l'importation des produits manufacturés et l'exportation des produits primaires, tout en encourageant les industries de transformation. Ainsi, il doit imposer des tarifs sur les importations de biens secondaires et tertiaires, taxer les exportations de biens primaires et subventionner les industries domestiques secondaires et tertiaires à rendements croissants.

---

[9] Emmanuel Comolet, “Erik S. Reinert. How Rich Countries Got Rich… and Why Poor Countries Stay Poor,” *Afrique contemporaine*, no. 235 (March 15, 2011) : 152–54; Erik S; Reinert, *Comment les pays riches sont devenus riches et pourquoi les pays pauvres restent pauvres ?* (Paris : Edition du Rocher, 2012).

Lorsqu'une industrie atteint un niveau de compétitivité suffisant, les autorités publiques peuvent graduellement relâcher les mesures protectionnistes du niveau régional, puis au niveau mondial.

De plus, les PVD ont généralement des institutions peu développées[10]. Ainsi, alors que dans les pays développés, les consommateurs votent par leur pouvoir d'achat (argent), ceux des PVD restent sous informés, du fait de leur faible niveau d'instruction, de la pauvreté ou de l'éloignement du marché. De même, dans ces pays, on note une faiblesse du pouvoir judiciaire compliquant ainsi la décision des producteurs. Ces derniers rencontrent souvent des difficultés à investir ou à augmenter leurs productions car ils font face à plusieurs barrières liées au nombre de procédures administratives, à la médiocrité et surtout à la corruption. Dans ce contexte, les pouvoirs publics avec leurs partenaires (institutions internationales) interviennent pour favoriser l'alphabétisation, combattre la misère de la population ou garantir la justice.

Aussi, les PVD connaissent souvent des déséquilibres macroéconomiques importants avec des salaires qui s'ajustent lentement, et une rigidité à court terme de l'offre ou de la demande. Les conséquences des telles situations se traduisent souvent, par exemple, par des soulèvements avec les émeutes de la faim (cas du Cameroun) ou des mécontentement suite à la pénurie de carburant, à l'exemple récent du Tchad. Pour ce qui est des salaires, les pouvoirs publics interviennent en fixant un salaire minimum que chaque entreprise se doit de respecter .

---

[10] "La Non-Richesse Des Nations - La Vie Des Idées," accessed May 14, 2016, http://www.laviedesidees.fr/Paul-Collier-a-l-ecole-des.html.

Enfin, les PVD ont des objectifs nationaux que le marché ne peut atteindre. Ces objectifs sont, par exemple, l'autonomie monétaire et les politiques favorables aux pauvres ou aux minorités. Ces politiques ont été davantage renforcées à travers les Objectifs du Millénaire pour le Développement (OMD) de 2000. Ainsi, les États du monde se voulaient, avec plus ou moins de succès, déterminés à éradiquer la pauvreté et à sauver des millions de vies à l'horizon 2015. En fin de compte, les résultats observés ont bien montré que sans une intervention conséquente des autorités publiques sur le marché, ces objectifs ne pouvaient être totalement atteints.

En plus des arguments évoqués ci-dessus, on peut noter également d'autres raisons historiques propres aux PVD .

Pour défendre l'intervention des pouvoirs publics sur le marché, Paul Rosenstein-Rodan avait mis en œuvre en 1943, la théorie de croissance équilibrée ou bond en avant[11]. Cette théorie s'inscrivait dans une optique d'économie de marché tout en cherchant à renforcer les investissements en infrastructures pour favoriser les complémentarités de l'industrialisation simultanée de plusieurs branches. Pour rompre les cercles vicieux du sous-développement[12], cette théorie consistait à effectuer un effort d'investissement rapide et massif (le "big push"), or un tel investissement ne peut se réaliser sans une intervention de l'État.

---

[11] Paul Rosenstein-Rodan, “Problems of Industrialization of Eastern and South-Eastern Europe,” *Economic Journal*, 1943.

[12] Beitone et al. *Dictionnaire des sciences économiques* ; H. Perkins, Radelet, and L. Lindauer, *Économie du développement*.

Contrairement à Rosenstein-Rodan, des économistes tels que Raul Prebisch et Hans Singer[13] constatent que, pour les producteurs des produits primaires, les termes de l'échange avaient baissé pendant des décennies et continueraient sur cette lancée, alors que parallèlement la croissance de la demande mondiale de matières primaires serait probablement lente. Le constat est qu'aujourd'hui, dépendantes de l'exportation des matières premières, les économies de la plupart des PVD, à l'instar des pays Africains, battent de l'aile. De même, pour W. Arthur Lewis[14], l'agriculture ne constituerait plus une option propice au développement. En 1954, il a présenté sa théorie sur l'économie du surplus de main-d'œuvre pour laquelle il fallait, par une transformation rapide, faire passer une économie en développement d'une agriculture traditionnelle et assoupie à une industrie dynamique.

Les PVD sont caractérisés par la présence d'une économie qualifiée de duale. En effet, dans ces pays coexistent un secteur traditionnel (l'agriculture et les activités informelles), avec un surplus de main-d'œuvre, et un secteur moderne (les industries capitalistes ou l'administration publique) fonctionnant sur le mode capitaliste: le profit permet de financer l'investissement. La migration de la main-d'œuvre provenant du secteur traditionnel vers le secteur moderne tire l'économie, pendant que les profits générés par le secteur moderne

---

[13] Joseph L. Love, "Raul Prebisch and the Origins of the Doctrine of Unequal Exchange," *Latin American Research Review* 15, no. 3 (1980): 45–72 ; J. F. J. Toye and Richard Toye, "The Origins and Interpretation of the Prebisch-Singer Thesis," *History of Political Economy* 35, no. 3 (2003): 437–67.

[14] Arthur W. Lewis, *The Theory of Economic Growth*, III (Homewood: Irwin, 1955) .

créent la croissance et l'accumulation de capital financent l'expansion.

L'élément moteur du décollage est l'investissement dans le secteur capitaliste qui permettra une accumulation élargie et une résorption du sous-emploi. Le secteur traditionnel, disposant d'une main-d'œuvre bon marché et en quantité suffisante, sert de réservoir à l'industrie. L'implantation d'une industrie dans les PVD permet l'amélioration du pouvoir d'achat des travailleurs de cette industrie, mais ceux d'autres secteurs auront du mal à se procurer les produits de celle-ci, faute d'un pouvoir d'achat conséquent. De ce fait, elle aurait du mal à écouler sa production dans la mesure où la taille de son marché est limitée.

Pour cela, W. Arthur Lewis propose une amélioration du pouvoir d'achat de l'ensemble de la population par un accroissement du revenu monétaire ou une baisse des prix grâce à un accroissement de la productivité. L'amélioration de cette dernière se fera à travers un transfert important de main-d'œuvre du secteur agricole vers le secteur industriel, autrement dit une création d'autres industries à côté du premier. Or la création de ces industries nécessiterait une intervention des pouvoirs publics. Cette théorie trouve son illustration dans le dirigisme économique prôné par l'ex-Union Soviétique et la Chine au cours du siècle dernier.

Dans les années 1900, l'école néoclassique va prôner un développement axé sur le marché et l'ouverture. Ainsi, Théodore Schultz montre que les agriculteurs qualifiés de traditionnels étaient en réalité des décideurs rationnels[15]. Pour lui, les stimulants du marché associés à de nouvelles techniques inciteraient les paysans, pour plus de

---

[15] Theodore W Schultz, *Transforming Traditional Agriculture* (New Haven, Conn.: Yale University Press, 1964).

productivité, à modifier leurs méthodes de production. Cette théorie intervient dans un contexte où la plupart des États, nouvellement indépendants, interviennent abondamment sur le marché. Certains qualifient cette période de " l'État providence ".

Les années 1970 marquent la fin de la domination soviétique, alors que les pays de l'Europe orientale vont rechercher des solutions d'économie libérale. Durant ces mêmes années, nombre des PVD vont rechercher la libéralisation du marché tout en restreignant l'intervention de l'État. Ce fut le cas du Chili, du Ghana ou de la Tanzanie. Ces États avaient reçu un appui du FMI, à travers des programmes d'ajustement structurel afin de restreindre l'intervention des pouvoirs publics sur le marché[16].

Enfin, la hausse vertigineuse des prix du pétrole des années 1970, suivie d'une chute brutale et l'accumulation connexe d'un endettement ingérable ont favorisé l'échec de certaines stratégies de développement interventionnistes et conduit à la première crise d'endettement des PVD. Ainsi, la croissance moyenne de l'Afrique subsaharienne est passée de 2,6% en 1972 à - 0,2% en 1984[17].

1.3. Les subventions dans les pays en développement

Une subvention est une somme versée par les autorités publiques afin de venir en aide à une unité économique (entreprise, ménage, collectivité territoriale, etc.) dans le but de réaliser un objectif jugé plus économiquement et/ou

[16] H. Perkins, Radelet, and L. Lindauer, *Economie du développement.*
[17] Adedeji Adebayo, "La situation économique de l'Afrique : vers une reprise? , " *Politique étrangère*, no. 3 (1988) : 621–38.

socialement souhaitable[18]. Les subventions sont alors allouées pour être utilisées en faveur d'objectifs bien définis. De ce fait, le bénéficiaire n'est pas libre d'utiliser ce fonds comme bon lui semble.

Par contre, les transferts de revenus sont des mécanismes permettant d'accorder des fonds publics directement à un bénéficiaire tout en le laissant libre de décider de la meilleure façon d'en disposer. Les programmes de subvention octroient des fonds publics à un bénéficiaire, mais sous une forme qui ne peut servir qu'à l'achat de certains types de biens ou de services tels que l'eau, l'électricité et le service de télécommunication qui sont considérés comme les besoins les plus fondamentaux.

Pour cela, beaucoup d'États utilisent un système de subvention croisée, c'est-à-dire les gros consommateurs domestiques et les utilisateurs industriels subventionnent de façon indirecte la consommation des ménages pauvres. Par ailleurs, si la subvention indirecte s'avère insuffisante, la différence entre les recettes totales et les coûts totaux est couverte par l'État au moyen de subventions financées par le budget, ce qui justifie, par exemple, la présence du poste transfert et subvention dans le tableau des opérations financières de l'État (*TOFE*).

Une comparaison de la part des subventions et transferts dans les dépenses totales du Tchad et des pays semblables à l'exemple du Cameroun et du Gabon montre que celle-ci n'a augmenté de façon significative au Tchad qu'en 2006 (figure 1). De façon globale, à l'exception du Gabon dont les subventions et transferts dans les dépenses totales

[18] Beitone et al. *Dictionnaire des sciences économiques.*

décroissent, cette part continue d'augmenter au Tchad et au Cameroun.

Au Tchad, l'évolution de cette part dans les dépenses totales est plus tributaire du contexte de sécurité que de la recherche réelle de développement et de lutte contre la pauvreté. Ainsi, la hausse de 19 points de pourcentage en 2006 par rapport à 2005 ne pouvait s'expliquer que par les dépenses exceptionnelles de sécurité consenties suite à l'attaque de N'Djamena par les rebelles. Aussi, la priorité a été accordée aux programmes de développement en cohérence avec les objectifs des PTF (SNRP2, OMD, etc.)[19].

Figure 1: **Évolution des subventions et transferts (% des dépenses totales)**

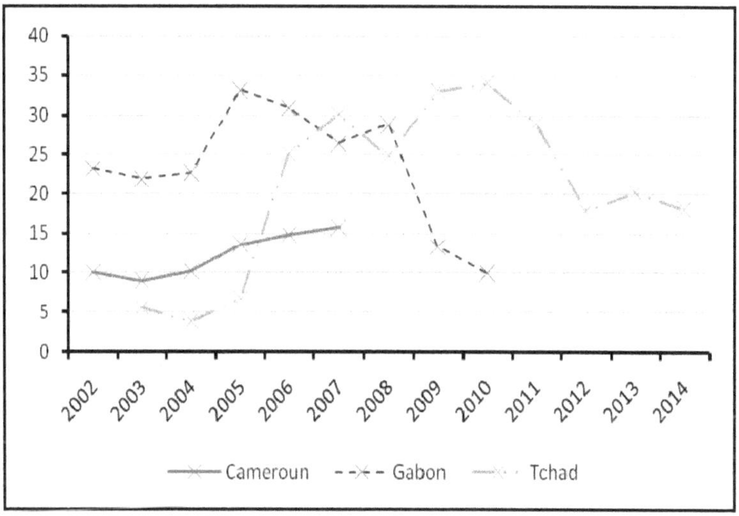

Source à partir du TOFE, DEP

[19] DEP et Ministère des Finances et du Budget, "Efficacité de la Dépense Publique" (N'djaména : Direction des Études et de la Prévision, Juillet 2011).

De même, en 2009 la part des subventions et transferts dans les dépenses totales est partie en flèche à cause des dépenses exceptionnelles de sécurité en réponse aux attaques rebelles des 2 et 3 février 2008. De plus, après 2002, certains postes ministériels ont été créés, et ont bénéficié de subventions et transferts de l'État à partir de 2007. Aussi, la principale entreprise publique bénéficiaire des subventions de l'État était l'ex-STEE[20]. Par exemple en 2010, elle a reçu plus de 27 milliards de francs CFA. La Coton Tchad bénéficie aussi d'une subvention importante de l'État (plus de 60 % des subventions au ministère de l'Agriculture de 2007) au motif d'accroître sa modernisation. Par ailleurs, d'autres programmes tels que le PNSA et l'ONASA avaient aussi bénéficié d'importantes subventions de l'État. Il était attendu que ceux-ci devaient éventuellement contribuer à booster le développement du monde rural et à atteindre l'autosuffisance alimentaire.

Depuis le pic atteint en 2010, la part des transferts et subventions dans les dépenses de l'État tchadien connaît une contraction annuelle de 20 points de pourcentage. Celle-ci pouvait s'expliquer en partie par l'audit sur l'utilisation de ce type de transaction mené par l'Inspection Générale des Finances. Cet audit avait permis de réduire de plus de 38% les subventions allouées aux huit (8) plus grandes entreprises publiques, et de 54% les dépenses exceptionnelles de sécurité (128 milliards en 2011 à 59 milliards en 2014) (DEP, 2015). Par ailleurs, de 2002 à 2012, cette part dans les dépenses totales du Tchad a dépassé la moyenne de celle des pays d'Afrique subsaharienne, et même de celle des pays en développement d'Asie de l'Est et du Pacifique (figure 2). Cependant, les efforts du Tchad en la matière sont restés

[20] Ibid.

loin derrière ceux des pays en développement du Moyen Orient et d'Afrique du Nord, de l'Amérique latine et Caraïbes, ainsi que ceux de l'Europe et d'Asie Centrale.

Figure 2 : **Évolution de la part des subventions et transferts dans les dépenses totales**

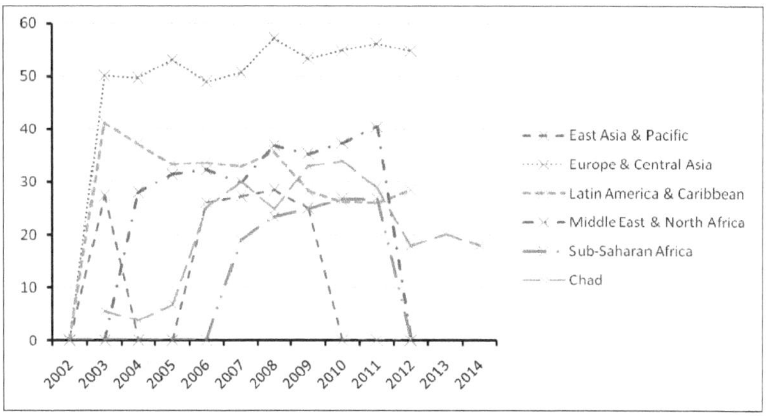

Source : TOFE, DEP et World Development Indicators, Banque Mondiale

De plus, il ressort du graphique ci-après que l'Afrique subsaharienne connaît un retard notable pour ce qui est des subventions et transferts. Ceci peut s'expliquer par l'absence ou le sous-développement du système de sécurité sociale comme dans les autres groupes de pays.

Une analyse des subventions dans le secteur de la santé fait apparaître une évolution croissante depuis 2008, en raison notamment de la concrétisation de la priorité qui lui à été accordée (figure 3). En effet, les autorités ont adopté en 2007 une nouvelle politique nationale visant à "assurer à la population l'accès aux services de santé de base de qualité pour accélérer la réduction de la mortalité et de la morbidité". Par ailleurs, les subventions accordées à la santé ont augmenté en moyenne de 26 % chaque année. Elles ont connu une croissance de 47 % en 2013 par rapport à 2012 pour atteindre 39 milliards de francs CFA.

Pour ce qui est des fonds alloués à la politique de gratuité des soins, ils croissent en moyenne de 12% d'une année sur l'autre. Ils sont cependant restés constants entre 2010 et 2012 avant de faire un bond de 33% en 2013 par rapport au niveau de 2012, atteignant 6 milliards de francs CFA. Par contre, la subvention pour la lutte contre le VIH/Sida ne connaît qu'une augmentation moyenne de 6% d'une année sur l'autre. En effet, après avoir atteint 2 milliards de francs CFA entre 2010 et 2012, elle a finalement baissé de 150 millions de francs CFA en 2013.

Figure 3: **Évolution des subventions dans la santé au Tchad**

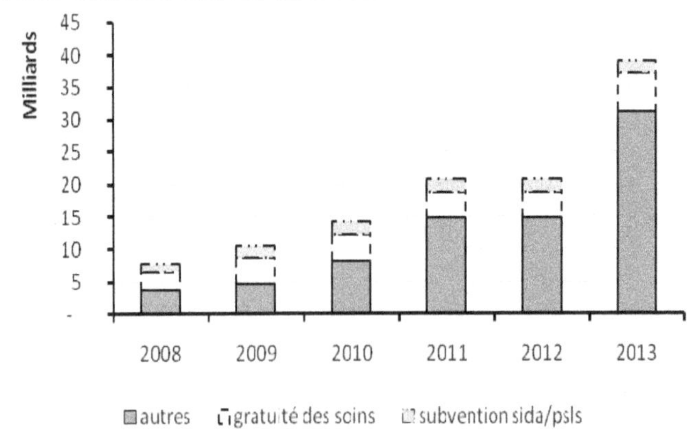

Source : Annuaires des statistiques sanitaires du Tchad (2008-2013), DSIS

Parallèlement aux subventions, les transferts dans la santé connaissent un accroissement entre 2010 et 2013 à l'exception de 2012 où ils ont connu un recul de 300 millions de francs CFA (figure 4).

Figure 4 : **Évolution des transferts dans la santé au Tchad**

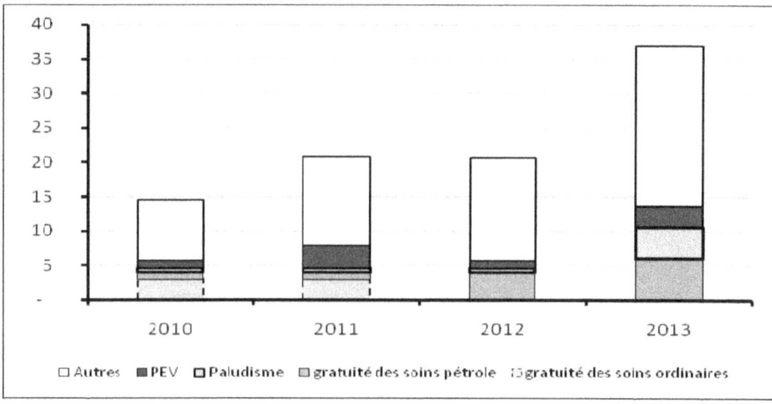

Source : Annuaires des statistiques sanitaires du Tchad (2008-2013), DSIS

Globalement, les transferts en faveur de la santé ont atteint 37 milliards de francs CFA dont près du sixième sont attribuables à la gratuité des soins sur les fonds pétroliers. Le dixième de ces transferts a été alloué à la lutte contre le paludisme et 8 % utilisés pour le Programme Élargi de Vaccination (PEV).

1.4. Les subventions et les objectifs du millénaire pour le développement

En l'an 2000, les États membres de l'ONU ont adopté les objectifs du millénaire pour le développement (OMD).

Ces États s'étaient engagés à éradiquer la pauvreté et à sauver des millions de vies à l'horizon 2015. Pour cela, plusieurs d'entre eux ont fourni des efforts louables afin d'atteindre ces objectifs à cette échéance. Ainsi, plusieurs pays ont mis en place des programmes de protection sociale[21] pour accélérer l'atteinte de ces objectifs à l'échéance indiquée.

Ainsi, pour ce qui est du premier objectif relatif à la réduction de la pauvreté et de la faim, le Malawi a mis sur pied un programme de subventions aux intrants agricoles (Farm Input Subsidy Program)[22] dont les ménages bénéficiaires reçoivent un paquet "maïs", comprenant des engrais et des semences, un paquet "tabac" contenant des engrais, ou un paquet "coton" incluant des produits chimiques et des semences. Ce programme a favorisé l'accroissement de la proportion des ménages jouissant de la sécurité alimentaire, qui est passée de 67 % en 2005 à 99 % en 2009. Aussi, la consommation de céréales par habitant a également augmenté de 115 kg pour atteindre 285 kg pendant cette période. Le programme a aussi contribué à stabiliser les prix des denrées alimentaires et à accroître le revenu des bénéficiaires[23].

---

[21] Commission de l'Union africaine et al. "Évaluation des progrès accomplis en Afrique dans la réalisation des objectifs du Millénaire pour le développement" (Kampala, Ouganda, 2011).

[22] E. W. Chirwa, "Exploring the Scope of Social Protection as an Instrument for Achieving the MDGs in Malawi," Étude de cas commanditée par la CEA (Addis-Abeba, Éthiopie : Commission économique pour l'Afrique, October 2010).

[23] A Dorward, E Chirwa, and R Slatter, "Evaluation of the 2008/09 Agricultural Input Sub-Sidy Programme, Malawi. Report on Programme Implementation," Article préparé à l'intention du gouvernement du Malawi et du DFID (Ministère du Développement

De même, le Nigéria a mis en place un programme de transferts d'espèces, appelé "Cash for the People"[24], ciblant initialement les ménages dirigés par les femmes, les femmes handicapées et celles qui sont vulnérables. L'accès au programme est conditionné par un engagement des bénéficiaires à investir dans le capital humain de leurs enfants. Ce programme a permis d'améliorer la consommation des bénéficiaires, réduisant ainsi leur niveau de pauvreté.

En ce qui concerne les OMD 2, 3, 4, 5 et 6, la Namibie a mis en œuvre un programme qui a consisté à accorder un appui nutritionnel aux orphelins et aux enfants vulnérables (OEV)[25]. Chaque bénéficiaire reçoit à cet effet un montant mensuel (30 $N), tandis que les personnes de plus de 60 ans perçoivent un montant mensuel (500 $N), à travers une pension de vieillesse. Ce programme a permis une réduction du taux de mortalité infantile et une augmentation des taux de scolarisation et d'achèvement du primaire, ainsi qu'une réduction du taux de mortalité juvénile.

De plus, ces transferts ont relevé le niveau du revenu des ménages, contribuant ainsi à la réduction de la pauvreté et au renforcement de l'autonomie des femmes, tout en améliorant leur état de santé et en augmentant les taux de

---

international, Malawi) (Malawi : Ministère du Développement international, Malawi, 2010).

[24] B.E Aigbokhan, "Exploring the Scope of Social Protection as an Instrument for Achieving the MDGs in Nigeria," Étude de cas commanditée par la CEA (Commission économique pour l'Afrique) (Nigeria, September 2010).

[25] E Kaakunga, "Exploring the Scope of Social Protection as an Instrument for Achieving the MDGs in Namibia" (Commission Economique pour l'Afrique, February 2010).

scolarisation[26]. En outre, ces transferts ont permis de réduire l'incidence, l'écart et la sévérité de la pauvreté respectivement de 4,3 %, 18,4 % et de 27,5%[27].

Par ailleurs, l'Afrique du Sud a amélioré les taux de scolarisation, de fréquentation et d'achèvement au primaire, et de l'alphabétisation fonctionnelle grâce à la mise en place des pensions alimentaires au titre d'appui aux enfants "Child Support Grant". De même, dans ce pays, le DFID[28] a noté une plus forte fréquentation scolaire parmi les enfants dont les familles reçoivent des transferts inconditionnels d'espèces.

Le Ghana a aussi vu les frais de santé déboursés par les familles diminuer de 50 % et une amélioration de l'accès aux services de santé des femmes et des enfants, et ce, grâce à la mise sur pied de l'Assurance médicale nationale (National Health Insurance Scheme) et du Programme LEAP (Livelyhood Empowernment Against Poverty)[29].

Enfin, pour assurer un environnement durable, l'Éthiopie a créé un Dispositif de sécurité productif (PSNP) en complément du Programme global de sécurité alimentaire du gouvernement. Ce programme a déclenché une extension rapide des actifs communautaires, tels que les routes, les barrages, les digues anti-érosion et les écoles.

---

[26] Ibid.

[27] S. Levine, S. van der Berg, and D. Yu, "The Impact of Cash Transfer on Household Welfare in Namibia," *Development South Africa* 28, no 1 (March 2011).

[28] Department for International Development, "Cash Transfers Evidence Paper" (London: Department for International Development UK, 2011), http://www .dfid .gov .uk/ r4d/PDF/Articles/Evidence Paper-FINAL-CLEARAcknowledgement .pdf.

[29] N. Jones, Ahadzie W., and Doh D., "Social Protection to Tackle Child Poverty in Ghana" (New York: UNICEF and ODI, 2009).

Environ 55% des bénéficiaires ont confirmé que le programme en question a effectivement contribué au relèvement de leurs revenus réels, et 50% ont déclaré qu'il les a empêchés de vendre leurs actifs en période de choc ou de retirer leurs enfants de l'école, ce qui a diminué la proportion des enfants déscolarisés[30]. De même, pour stimuler la production alimentaire locale, le Kenya a mis sur pied un programme de repas scolaires préparés localement.

Il ressort de ce chapitre que l'intervention de l'État sur le marché a été prônée par le passé pour bon nombre de facteurs aux bénéfices escomptés avérés. Aussi, lorsque l'intervention de l'État sur le marché est effectivement opérationnelle, elle constitue le socle du développement des nations pauvres. Cette intervention peut s'opérer à travers la subvention (gratuité totale, gratuité partielle, exonération des entreprises, etc.) et les transferts. S'ils sont utilisés à bon escient, la subvention et les transferts sont des dépenses efficaces dans les secteurs sociaux ou dans l'économie en général, permettant ainsi une accélération du développement.

---

[30] Department for International Development, "Cash Transfers Evidence Paper ."

Chapitre 2

Problématique et vue d'ensemble du financement de la santé

Un bon système de santé vise avant tout une bonne santé de la population, une réponse aux attentes de cette dernière, et prône un financement équitable du système[31]. La subvention dans la santé (gratuité de soins, exonération des frais d'actes, et.) est une forme de financement qui vise la performance du système de santé, en répondant aux aspirations et besoins de la population. Dans ce chapitre nous présentons une architecture du système de santé du Tchad avant de parcourir l'historique du financement de la santé dans les pays en développement, puis une particularité du financement actuel de la santé au Tchad.

2.1. Le système de santé au Tchad

Comme dans la plupart des pays du monde, le Tchad possède un système de santé pyramidal à trois (3) niveaux de responsabilité et d'activités[32]. Le niveau central s'occupe de la conception de la politique sectorielle, de la planification stratégique, de la coordination, de la mobilisation et affectation des ressources ainsi que du suivi-évaluation. Le niveau intermédiaire se focalise sur les stratégies mises en place, ainsi que sur la coordination de toutes les activités sanitaires au niveau déconcentré et de l'appui aux districts sanitaires. Quant au niveau

[31] World Health Organization, "The World Health Report" (Génève: WHO, 2000).

[32] Division du système d'information sanitaire, "Annuaire des statistiques sanitaires du Tchad," Annuaire (N'djaména : Ministère de la Santé Publique, 2004).

périphérique, il se charge de la mise en œuvre des stratégies conçues en amont.

Au plan structurel ou organisationnel, ces trois niveaux de responsabilité et d'activités comprennent respectivement :

a) Le niveau central qui assure la régulation et la normalisation avec :

- un Conseil National de Santé ;
- une Administration Centrale ;
- des Organismes sous tutelle ;
- des Institutions Nationales Sanitaires (Hôpital Général de Référence Nationale, Hôpital de la Renaissance, Centrale Pharmaceutique d'Achat, École Nationale des Agents Sanitaires et Sociaux, Hôpital de la Mère et de l'Enfant, Hôpital de l'amitié Tchad-Chine, etc.).

b) Le niveau intermédiaire qui correspond au niveau central déconcentré est composé de :

- Conseils Régionaux de Santé ;
- Délégations Sanitaires Régionales ;
- Établissements Publics Hospitaliers des Régions et Écoles Régionales de formation dans quelques régions ;
- Pharmacies Régionales d'Approvisionnement.

c) Le niveau périphérique est constitué de:

- Conseils de Santé des Districts ;
- Équipes Cadres de District ;
- Établissements Publics Hospitaliers des Districts ;
- Centres de santé ;
- Conseils de santé des Zones de Responsabilité.

Alors que les stratégies sont conçues depuis le sommet de la pyramide en direction de la base, c'est l'opposé dans le référencement des patients. Théoriquement, le premier recours aux soins est effectué au niveau périphérique à partir des centres de santé. Le second est rencontré dans les hôpitaux de Districts qui constituent en même temps la première référence. Quant au troisième, il concerne les hôpitaux régionaux. Ce niveau est la deuxième référence. Enfin le dernier niveau est constitué des Hôpitaux centraux dont l'Hôpital Général de Référence Nationale (HGRN), l'Hôpital de la Mère et de l'Enfant (HME), le Centre Hospitalier Universitaire "le Bon Samaritain", l'Hôpital de la Renaissance qui sont en même temps les derniers recours en matière de soins dont dispose le Tchad. Mais dans la pratique, le référencement tel que cité n'est pas souvent respecté. Les raisons en sont d'ordre logistique ou socio-économiques (ignorance des usagers, mauvaise orientation, mauvaise qualité d'accueil) .

Par ailleurs, la politique de santé du Tchad, adoptée en 1993, et révisée en 1999, est fondée sur une priorisation des soins de santé primaires et vise une facilitation de l'accessibilité de toute la population aux soins de base de qualité. Pour cela, le niveau périphérique de la pyramide sanitaire se focalise sur le Paquet Minimum d'Activités (PMA), le Paquet Complémentaire d'Activités (PCA) et les activités du management. Les soins de santé au niveau périphérique sont définis selon deux échelons[33].

1) Au premier échelon, les centres de santé offrent le "paquet minimum d'activités" qui comprend :
a. les activités curatives dont :

[33] Ibid.

- les consultations curatives primaires des adultes et des enfants ;
- les soins ;
- les accouchements normaux ;
- la prise en charge des maladies chroniques tels que la tuberculose, la lèpre, la malnutrition ;

b. les activités préventives dont :
- la consultation prénatale (CPN) ;
- la consultation préventive des enfants de 0 à 4 ans ;
- le Bien-être familial ;
- la vaccination des enfants, des femmes enceintes et des femmes en âge de procréer ;
- le système de référence et contre référence

c. les activités de promotion de la santé dont :
- l'information sanitaire auprès de la population ;
- l'Éducation et la Communication .

2) Au deuxième échelon, les hôpitaux de districts offrent le "paquet complémentaire d'activités" (PCA) qui comprend :
- les consultations de référence ;
- les urgences ;
- les accouchements compliqués ;
- les hospitalisations ;
- les interventions chirurgicales ;
- l'imagerie médicale (radiologie, échographie) ;
- le laboratoire ;
- référence et contre-référence ;
- les soins spécialisés bien que certains malades soient référés à l'hôpital régional ou national de référence.

En ce qui concerne la couverture des soins, la gratuité d'urgence est couverte par les hôpitaux, alors que la gratuité ordinaire est prise en charge par les centres de santé[34]. La couverture en soins gratuits au niveau des hôpitaux dure généralement 3 jours, et concerne les urgences gynécologiques et obstétricales (accouchement dystocique, hémo-péritoines, grossesse molaire, pré-éclampsie et éclampsie, complications post-partum), les urgences chirurgicales (abdomen aigüe, appendicite, traumatismes, brûlures de types II et III, hernie étranglée, péritonite, etc.), les urgences médicales (paludisme grave, gastroentérite aigue, complications de l'hypertension artérielle, comas, états de mal asthmatique, états de mal convulsif) et les urgences pédiatriques (paludisme grave, hyperthermie convulsions, gastroentérites compliquées, infections, infection respiratoire aigüe, anémies, etc.) et d'autres soins spécifiques (morsure de serpent, piqûre de scorpion, morsure de chien, accouchement normal, etc).

Quant à la couverture en soins gratuits au niveau des centres de santé, elle concerne les accouchements (assistés ou normaux), le paludisme simple et grave, la diarrhée chez les enfants de moins de 5 ans, la consultation préventive des enfants, la vaccination des enfants de zéro à onze mois et la consultation prénatale chez les femmes enceintes, les infections respiratoires aiguës, les traumatismes avec saignement.

2.2. Un bref historique du financement de la santé dans les pays en voie de développement

L'évolution du financement de la santé dans les pays pauvres peut être réunie en trois (3) grandes approches[35]. Elles comprennent la gratuité des soins de base et "santé

[34] Salomon Garba Tchang et Moukhtar Mahamat Ambadi, "Gratuité des soins d'urgence et les mutuelles de santé" (N'djaména, 2012).
[35] Audibert, De Roodenbeke, et Mathonnat, *Le financement de la santé dans les pays d'Afrique et d'Asie à faible revenu.*

pour tous", lancées sous l'influence de la conférence d'Alma-Ata de 1978, la contribution financière des usagers dans les années 80, renforcée par l'initiative de Bamako de 1987 et le développement des mécanismes assuranciels dans les années 1990.

Depuis l'époque coloniale jusqu'au lendemain des indépendances, le système de santé des pays pauvres était caractérisé par des programmes verticaux dictés par les organismes internationaux qui sont les premiers financeurs. Pendant cette période l'accent était mis sur la lutte contre les maladies épidémiques ou endémiques. Ainsi, l'administration des systèmes de santé était assurée par des professionnels de santé, mais l'aspect économique avait été totalement ignoré[36]. Cependant, cette approche de pilotage du système de santé va connaître des limites.

En effet, la mobilisation des ressources pour le compte d'une organisation dont l'objectif unique est la réalisation des programmes verticaux va éprouver des difficultés dans la mesure où ces programmes ne prenaient pas en compte tous les problèmes de santé. Pour cela, ces limites ont conduit en 1978 à la conférence d'Alma-Ata basée sur les expériences de la Chine, du Sri Lanka et du Costa Rica qui ont prôné la gratuité des soins de santé de base visant la santé pour tous à l'horizon 2000[37].

La vision de la santé pour tous en l'an 2000 était d'améliorer l'accessibilité de la population à la santé, palliant ainsi les insuffisances du système traditionnel des

---

[36] Ibid.

[37] Organisation Mondiale de la Santé, "Les soins de santé primaires : Rapport de la conférence internationale sur les soins de santé primaires" (Alma-Ata: Organisation Mondiale de la Santé, 1978).

années 1960. Ainsi, selon Velasquez[38], l'objectif de cette initiative était de garantir une "distribution équitable des ressources pour assurer l'accès de la grande majorité des gens à celles-ci".

A partir des années 1970, les économies des PVD mais surtout des pays africains vont connaîitre des difficultés notables. En effet, la part des exportations agricoles dans le PIB est passée de 33,4% en 1970 à 22,8% en 1980[39]. Or, ces pays sont fortement dépendants des exportations agricoles. En outre, l'indice des importations a atteint 90%, tandis que le stock de dettes augmentait d'environ 15% annuellement et les conditions d'emprunt devenaient de plus en plus dures. Cette situation s'est aggravée avec la crise financière de 1980.

Cet état des choses a amené les autorités à une prise en compte de la dimension économique dans la réflexion sur les stratégies de mise en œuvre des politiques de santé. Pendant les années 80, le budget de santé dans les PVD a été revu à la baisse. Il va sans dire que cette baisse de financement de la santé a entraîné la détérioration de la qualité des soins, ainsi que l'iniquité dans l'accès à la santé. Ainsi, en 1984, les premières expériences sur la contribution financière des usagers ont été initiées dans le cadre de projets d'appui aux soins de santé primaires. Ces expériences visaient à assurer l'approvisionnement des populations rurales en médicaments essentiels génériques,

---

[38] German Velasquez, "Médicaments et financement des systèmes de santé dans les pays du Tiers Monde," *Tiers-Monde*, no. 118 (1989): 445–63.

[39] Adebayo, "La situation économique de l'Afrique : vers une reprise?".

et ne concernaient pas toute la pyramide sanitaire[40]. Mais, avec les difficultés croissantes que connaissaient les structures sanitaires, les réflexions sur la généralisation de cette pratique ont conduit en 1987 à l'initiative de Bamako.

L'initiative de Bamako prônait la participation financière des usagers au financement de la santé. Elle avait pour objectifs spécifiques de :

- renforcer le mécanisme de gestion et du financement au niveau local ;
- promouvoir la participation communautaire et renforcer les capacités de gestion locale ;
- renforcer les mécanismes de fourniture, de gestion et d'utilisation des médicaments essentiels ;
- assurer des sources permanentes de financement pour le fonctionnement des unités de soins[41].

Ainsi, cette initiative devait permettre d'alléger la contrainte financière de l'État en lui permettant d'allouer la ressource de santé là où le bénéfice pour la communauté est élevé. De plus, l'efficience des structures de santé et la qualité de soins devaient se trouver améliorées. Cette participation financière des usagers devait permettre entre autres la motivation du personnel de santé en vue de l'amélioration de la qualité de soins. De plus cette approche devait permettre aux usagers de prendre part aux

---

[40] Gérard Foulon, “Analyse du financement des systèmes de santé dans huit pays d’Afrique Subsaharienne” (Communication, XXVI èmes Journées des Économistes Français de la Santé "Santé et Développement, CERDI, Clermont Ferrand, January 9, 2003).

[41] Valéry Ridde, “Communication au XXVIèmes Journées des Économistes Français de la Santé : Santé et Développement” (Communication, XXVI èmes Journées des Économistes Français de la Santé, Clermont Ferrand, January 9, 2003).

décisions concernant la gestion des structures de santé en visant la qualité des services de soins qui y sont offerts.

Bien que la participation financière des usagers fût une forme dominante du financement de la santé dans les pays à faible revenu et à revenu intermédiaire, cette approche avait poussé les ménages à des dépenses catastrophiques. En effet, lors des épisodes de santé, les ménages étaient souvent contraints d'utiliser des procédés coûteux pour payer leurs soins. Ainsi, certains ménages se sont vus obligés de consentir des prêts à des taux d'intérêt souvent très élevés compte tenu du risque qu'on leur accordait, alors que d'autres revoyaient leurs consommations (nourriture, habillement) à la baisse ou vendaient leurs biens à vil prix [42]. D'autres encore se contentaient de la médecine traditionnelle, des médicaments de la rue ou au pire de cas d'autres voyaient périr leurs proches, faute de moyens financiers. De ce fait, la participation financière des ménages avait continué d'augmenter tandis que la contribution de l'État décroissait.

En effet, dans bon nombre de pays, les dépenses publiques de santé en valeurs réelles et en pourcentage du PIB n'ont cessé de diminuer. Ce fut notamment le cas du Mali qui a vu la part de son budget alloué à la santé passer de 8 % en 1987 à 3,6 % en 1988 et de la Colombie de 11 % en 1978 à 4,4 % en 1987[43]. Nombre d'auteurs dont Ridde[44] avaient

[42] Diane McIntyre et al., "What Are the Economic Consequences for Households of Illness and of Paying for Health Care in Low- and Middle-Income Country Contexts?," *Social Science & Medicine*, no. 62 (2006): 858 – 865.
[43] Organisation Mondiale de la Santé, "Septième rapport sur la situation sanitaire dans le monde," Analyse Mondiale (Génève : Organisation Mondiale de la Santé, 1987).
[44] Ridde, "Communication au XXVIèmes Journées des Économistes Français de la Santé : Santé et Développement."

accusé les manquements dans la mise en place de l'initiative. En effet, pour Ridde, les changements annoncés lors des conférences d'Alma-Ata et de Bamako n'avaient pas été incorporés comme initialement prévus, ce qui avait causé la non-atteinte des effets escomptés. Pour d'autres, c'était la conception même de cette initiative qui devait être mise en cause. Ainsi, Vélasquez[45] trouvait que les acteurs de cette initiative avaient sauté des étapes et avaient cherché à recouvrir les coûts sans toutefois savoir lesquels devaient être effectivement assurés. Or il fallait déterminer les coûts à couvrir afin de les comparer à la capacité à payer des ménages.

Au Tchad, même si cette méthode avait été utilisée par la BELACD, elle avait montré ses limites dans la mesure où un seul motif de consultation était retenu, illustré par un coût standard à tous les épisodes de la maladie avec une différenciation sur l'âge. Entre-temps, dans la plupart de cas où la capacité à payer des ménages n'était pas mesurée, ceux-ci étaient souvent poussés en dessous du seuil de pauvreté à cause des dépenses catastrophiques de santé. Pour cela, dans les années 1990, sous l'égide d'Amartya Sen[46], les recherches ont montré un lien entre la santé et la pauvreté. Dès lors, les réflexions devaient être orientées vers la protection sociale et avec elle, le développement des mécanismes d'assurance.

En effet, les mécanismes assuranciels constituent une réponse au paiement direct de soins, car ils ont une facilité d'ajustement des ressources aux variations des coûts du risque, contrairement au budget public. Ils mutualisent le

---

45 Velasquez, "Médicaments et financement des systèmes de santé dans les pays du Tiers Monde."

46 Sen Armatya, "Santé et développement" (52 ème Assemblée Mondiale de la Santé, Génève, 1999).

risque et démultiplient la capacité de financement individuel. De plus, ils ont une certaine facilité à prendre en compte les plus démunis, soit en ajustant l'agenda du paiement des polices d'assurance à la période de perception des revenus par les pauvres, soit en appliquant des politiques d'exemption dédiées à ces derniers auprès des structures de santé, ou encore en mettant en place des systèmes spécifiques tels que les fonds d'équité [47].

Le développement de l'assurance dans les pays africains s'est fait en trois vagues [48] :

Avant les années 1990, l'assurance maladie avait vite rencontré des limites du fait qu'elle ne ciblait que le secteur formel, ce qui a favorisé sa fragmentation. Cette forme d'assurance a connu une forte implication de l'État, et sa supervision s'est avérée quelque fois efficace.

Dans l'optique de combler les lacunes de l'assurance maladie pour le secteur formel, les micro-assurances et les mutuelles de santé ciblées sur le secteur informel ont vu le jour dans les années 1990. Ces formes d'assurance ont connu relativement peu d'implication de l'État. Ces assurances ont favorisé l'utilisation des services de santé chez les riches que chez les pauvres[49], ce qui renvoie à des réflexions sur d'autres types de barrières à l'accès chez les pauvres. En outre, la faible taille des mutuelles de santé a inhibé leur succès. C'est pour cela que d'autres mutuelles

[47] Alain Letourmy, "Le développement de l'assurance maladie dans les pays à faible revenu : l'exemple des pays africains" *C. R. Biologies*, no. 331 (2008) : 952 – 963.
[48] Ibid.
[49] Shimeles Abebe, "Community Based Health Insurance Schemes in Africa: The Case of Rwanda" (BAD, December 2010).

se sont tournées vers la réassurance [50] ou vers le développement de réseaux ou même la fédération des mutuelles[51]. De plus, pour augmenter la taille de ces mutuelles, d'autres solutions ont été trouvées consistant à favoriser l'adhésion des pauvres à travers des mécanismes de subvention[52], tel que le cas des transferts monétaires conditionnels en Amérique Latine[53].

Dans les années 2000, les États avaient prôné la politique de couverture universelle. Ainsi, les assurances maladies solidaires sont nées. Cette forme d'assurance est caractérisée par un système d'adhésion obligatoire et une inclusion progressive du secteur informel. Elle voit une forte implication de l'État aussi bien pour la direction que pour l'administration, et elle cherche le développement de l'accessibilité des plus démunis.

Même si beaucoup de mécanismes de financement de la santé ont existé ou coexisté, on s'accorde aujourd'hui sur la nécessité de l'atteinte d'une couverture universelle en

---

[50] G Carrin, MP Waelkens, and Bart Criel, "Community-Based Health Insurance in Developping Countries: A Study of Its Contribution to the Performance of the Health Financing Systems," *Tropical Medicine and International Health*, no. 10 (2005) : 799 – 811.

[51] MP Waelkens et Bart Criel, "La mise en réseau de mutuelles de santé en Afrique de l'Ouest. L'union fait-elle la force?", Les enseignements d'un colloque international organisé à Nouakchott, Mauritanie," *ITG Press*, 20 décembre 2004.

[52] S Bennet, "The Role of Community-Based Health Insurance within the Health Care Financing System : A Framework for Analysis," *Health Policy and Planning*, no. 19 (2004): 147–58 ; P Ndiaye, W Soors, and Bart Criel, "A View from beneath : Community Health Insurance in Africa" (Tropical Medicine and International Health, 2007).

[53] Ariel Fiszbein et Norbert Schady, "Vue d'ensemble des transferts monétaires conditionnels : réduire la pauvreté actuelle et future" (Banque Mondiale, 2009).

santé. Mais, cet objectif ne pourrait être atteint que si l'on est solidaire envers les personnes démunies. Pour cela, il conviendrait d'effectuer une planification rigoureuse, d'impliquer tous les acteurs concernés et de comprendre les défis à relever si l'on veut mettre sur pied une politique visant à favoriser l'accessibilité des pauvres comme l'ont montré les expériences du Burundi[54] et du Burkina Faso[55].

A présent, il serait important de savoir où nous en sommes avec le financement de la santé dans les PVD en général, et au Tchad en particulier.

2.3. Quelques chiffres sur le financement actuel de la santé

La dépense moyenne de santé par tête d'habitant dans les Pays en Développement (PVD) n'a cessé d'augmenter depuis des décennies (figure 5). En 2013, elle a atteint 687$ international de 2011. Cette dépense de santé bénéficie d'une part non négligeable de financement extérieur. En moyenne, environ 2,22 % des dépenses totales de santé entre 2000 et 2013 sont financées sur ressources extérieures.

Cette part des ressources externes dans le financement de la santé a connu une augmentation moyenne de 2,1 % chaque année. Cependant, depuis 2011, la part de ressources extérieures en faveur de la santé est restée en

[54] Manassé Nimpagaritse and Maria Paola Bertone, "The Sudden Removal of User Fees: The Perspective of a Frontline Manager in Burundi, " *Health Policy and Planning*, 2011.

[55] Valéry Ridde et al., "The National Subsidy for Deliveries and Emergency Obstetric Care in Burkina Faso" *Health Policy and Planning*, 2011.

baisse moyenne de 2,7 points. Environ 46 % de la dépense est assurée par le privé, contre 54 % à la charge du public.

Dans les PVD, le quart de la population vit avec moins de 2$ (PPP) par jour, ce qui constitue une vraie barrière financière pour l'accès aux soins pour cette frange de la population dans un contexte où la participation financière des usagers ou "out-of-pocket" est une règle. Enfin, ces pays font face à de faible taux de fréquentation des structures sanitaires. Cette situation serait attribuable à la mauvaise qualité de soins, à la faible accessibilité financière des usagers ou au manque du personnel de santé. Pour ce qui est de l'accessibilité financière des ménages, la plupart de ces pays pratiquent la participation financière des usagers. Ainsi, 45,3 % des dépenses de santé dans les pays à faible revenu en 2013 étaient supportées directement par les ménages.

Pour faire face à cette contribution importante des ménages qui peut les détourner de la consommation de soins, beaucoup de pays ont prôné la gratuité des soins pour les enfants de moins de 5 ans et les femmes enceintes. Parmi ces États, on compte le Burkina Faso, le Ghana, le Liberia, le Népal, le Niger, l'Uganda, la Sierra Leone, le Burundi (OMS, 2011), et plus récemment le Tchad.

Dans les PVD, la dépense de santé dans le budget de l'État est restée presque constante, entre 2000 et 2003, en moyenne de 9 % par an. Elle a légèrement augmenté entre 2004 et 2008 pour atteindre une moyenne de 10 % du budget global. Entre 2009 et 2010, elle s'est élevée davantage, pour atteindre un pic de 12 %, puis s'est abaissée de 2 points de pourcentage entre 2011 et 2012.

Par contre, ramenée à la richesse nationale, la dépense publique de santé a connu un accroissement moyen de 2 points de pourcentage par an, contre 0,12 sur la période 2000-2013 dans le secteur privé. Ainsi, la part de la dépense publique de santé dans le PIB est de 3 % en moyenne, tandis qu'elle est de 2,83 % pour le privé.

La dépense de santé par tête au Tchad est en augmentation (figure 5), bien qu'elle reste très faible devant la moyenne des autres PVD. En 2013, elle a atteint 74$ international de 2011. Cette dépense bénéficie d'une part non négligeable de financement extérieur. En moyenne, environ 13,70% de la dépense totale est financée sur ressources extérieures au cours de la période entre 2000 et 2013. Cependant, cette part de ressources a décru en moyenne de 14 points de pourcentage chaque année. Particulièrement entre 2012 et 2013, la part de ressources extérieures en faveur de la santé a connu une baisse moyenne de 22 points (figure 5).

Environ 62,8 % de la dépense totale de santé au Tchad sont assurées par le privé, contre 37,1 % à la charge du public. Sa part dans le budget de l'État est restée presque constante entre 2000 et 2005 (13 % du budget). Et depuis 2006, elle peine à atteindre 8 % du budget global.

En moyenne, elle a légèrement augmenté pour se situer à 9,18 % sur la période 2000-2013. Ramenée à la richesse nationale, la dépense publique de santé connait une baisse moyenne de 5,71 points de pourcentage par an entre 2000 et 2013. En 2013, la dépense de santé dans le PIB représentait 3,6 %, ce qui revient à dire que le pays consacre moins de 5% de sa richesse nationale à la santé.

Figure 5 : **Évolution comparée des dépenses de santé par tête, PIB par tête et de la population (au Tchad et dans les PVD)**

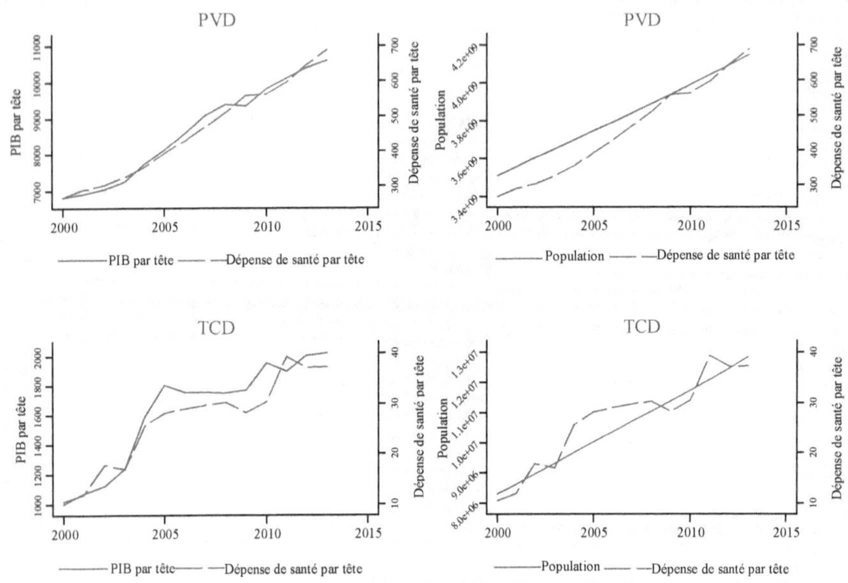

Note: PVD = Pays en développement et TCD = Tchad

Source: A partir de World Development Indicator (WDI) 2015

Si tout semble indiquer que la contribution de l'État dans la dépense de santé est en augmentation entre 2000 et 2013 dans la plupart des PVD, beaucoup d'efforts resteraient à fournir avec le temps. La dépense de santé par tête d'habitant n'a cessé d'augmenter, et cela plus que l'accroissement de la richesse individuelle. Nonobstant le fait que si l'économie a connu une crise ou pas, il reste évident que la dépense individuelle de santé semble continuer d'augmenter contrairement à la richesse par tête d'habitant. C'est que les besoins de santé ne semblent pas connaître des limites.

Contrairement à d'autres PVD, au Tchad, la richesse par personne et la masse de la population croissent plus vite que la dépense de santé par tête. En principe, ceci pourrait en apparence expliquer une certaine efficacité du système de santé dans son lien présumé avec le développement socio-économique et la diminution de la mortalité générale, c'est-à-dire une réalisation des économies d'échelle. Malheureusement, cette « augmentation » de la richesse nationale ne semble pas avoir d'impacts sur les principaux indicateurs de développement socio-économique. Cette situation pourrait être due à la mauvaise répartition de la croissance économique par tête d'habitant.

Lors du sommet de l'Union Africaine tenu à Abuja en 2001 les États africains avaient pris une décision relative au financement de la santé. Ils s'étaient en effet engagés à consacrer 15 % de leur budget national à la santé. Bien que cette déclaration ne fût pas plus précise par rapport aux moyens à mettre en œuvre pour assurer la collecte effective des fonds attendus[56], un pays comme le Tchad ne semble pas avoir été en mesure de tenir son engagement (figure 6).

---

[56] S'agit-il du budget en tenant compte du financement extérieur ; des dépenses dans la santé des armées ou des dépenses de secteurs liés à la santé (lutte contre la pollution, sport.)?

Figure 6 : **Évolution de la dépense publique de santé dans le budget de l'Etat**

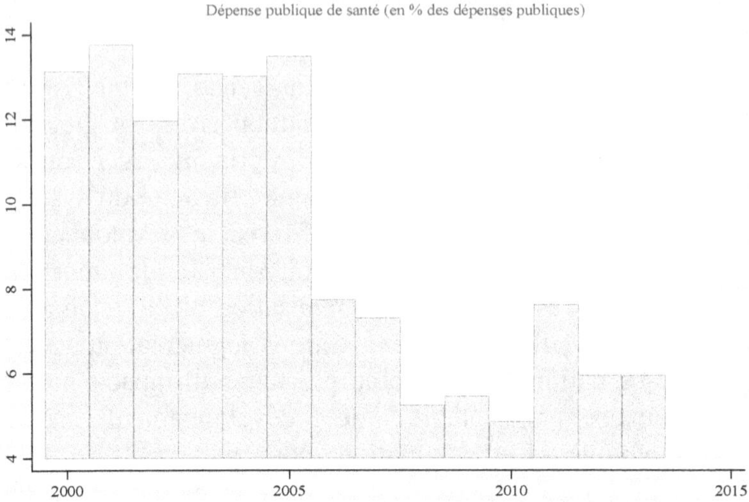

Source : Calcul à partir de WDI 2015

Certes, d'importantes ressources furent injectées dans la santé par le biais du ministère des Infrastructures et des Grands Projets Présidentiels, mais ces fonds n'apparaissent pas dans le budget de la santé du fait qu'ils sont exécutés à l'extérieur du ministère[57]. Il aurait été intéressant de faire figurer ces ressources additionnelles dans le budget de la santé afin de montrer les efforts que déploie l'État dans l'atteinte de cet objectif qui fut celui de l'atteinte des OMD.

Malgré le développement d'autres approches de financement de la santé, le paiement direct des usagers est

57 Division du système d'Information sanitaire, "Annuaire des statistiques sanitaires du Tchad," 2004.

resté la règle. Il représente en moyenne 38,5% de la dépense totale de santé dans les PVD, et 77,5% de la dépense privée de santé. Par contre, sur la période 2000-2013, il connait une diminution de 1,30 point de pourcentage dans la dépense totale de santé. Au Tchad, le paiement direct des usagers représente 60,62% de dépense totale de santé, soit près de 97% de la dépense privée de santé sur cette période. Ce mode de financement exige donc un apport financier important des ménages pour leurs soins.

Une analyse du système de santé du Tchad indique qu'en 2013 le financement de la santé est assuré essentiellement par l'État, à travers le budget (28%) et le privé à travers le paiement direct de ménages (61%). Quelques 9% du financement transitant par le budget de l'État proviennent des sources extérieures, alors qu'environ 2,1% du financement passent par la sécurité privée, les assurances privées ou les mutuelles de santé. Ceci indique combien la mutualisation des ressources (sécurité privée, assurances privées et mutuelles de santé) est peu développée, sinon inexistante au Tchad. Comme le secteur éducatif, celui de la santé est effectivement privatisé. L'État providence des années 1960 n'est plus d'actualité.

Pour ce qui est des activités sanitaires, il faut noter que la prestation s'opère par les prestataires publics et privés[58], essentiellement par les structures sanitaires publiques (12% par les hôpitaux et 49,2 % par les centres de santé publics (figure 7).

---

[58] Institut National de la Statistique, des Etudes Economiques et Démographiques (INSEED), "Troisième Enquête sur la Consommation et le Secteur Informel au Tchad (ECOSIT3): Profil de pauvreté en 2011," Rapport d'enquête (N'djaména: INSEED, Août 2014).

Figure 7 : **Principaux acteurs et flux de financement de la santé au Tchad en 2013**

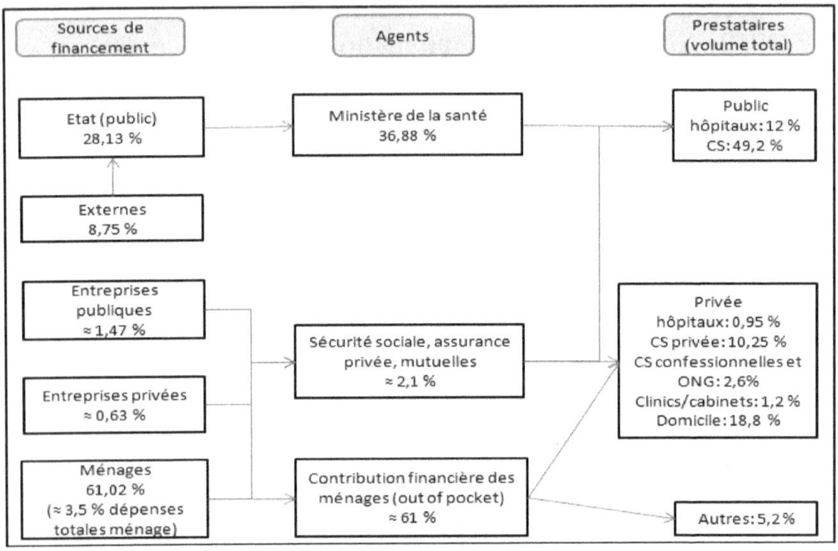

Source : Calcul de l'auteur à partir de l'Annuaire des statistiques sanitaires du Tchad 2013, DSIS

Ces hôpitaux publics sont constitués essentiellement de l'Hôpital Général de Référence Nationale, l'Hôpital de la Renaissance, l'Hôpital de la Mère et de l'Enfant, l'Hôpital de l'Amitié Tchad-Chine, les hôpitaux régionaux et certains hôpitaux de district. Quant à la prestation dans le secteur privé, elle représente en moyenne seulement près de 1% du volume total de services offerts au Tchad, en particulier par les hôpitaux privés dont le Centre Hospitalier Universitaire "Le Bon Samaritain" et quelques hôpitaux privés de district.

Par ailleurs, près de 13 % du volume total d'offre de soins sont assurés par les centres de santé privés, confessionnelle et des ONG. Les cliniques et cabinets médicaux n'offrent de prestations qu'essentiellement dans les centres urbains du pays. Par ailleurs, l'automédication est très développée au Tchad, soit près de 20% du volume total de soins sont satisfaits à domicile (figure 7).

Il ressort de ce chapitre que l'instauration de la gratuité des soins était intervenue dans un contexte où la participation financière des ménages était de règle, alors que l'Etat peinait à respecter l'initiative de Bamako ou la Déclaration d'Abuja. Quant aux soins, ils sont toujours offerts en grande partie par les prestataires publics. Par ailleurs, la politique de gratuité de soins s'intègre bien dans la pyramide sanitaire du Tchad. Ainsi, les soins d'urgence gratuits sont offerts au 2e échelon de la pyramide par les hôpitaux, pendant que la gratuité ordinaire est effectuée par les centres de santé du 1er échelon.

Chapitre 3

Contexte sanitaire

3.1. Contexte sanitaire international

Les pays à faible revenu éprouvent beaucoup de difficultés sur le plan sanitaire, lesquelles se traduisent par une faible espérance de vie à la naissance (62,03 ans en 2013). Dans ces pays, les hommes ont une durée de vie moyenne de moins de 5 ans par rapport aux femmes (72,41 ans). Cet écart peut s'expliquer par une exposition des hommes aux risques des chocs physiques, à l'exemple des accidents de la vie courante, des guerres, ou à cause de leurs comportements à risque.

L'espérance de vie est encore plus faible lorsqu'on se trouve dans les pays en développement d'Afrique subsaharienne (57 ans environ en 2013). Parmi les tranches d'âge les plus touchées, les enfants de moins de 5 ans ont une forte mortalité (53 décès pour 1000 naissances vivantes en 2013 dans les pays à faible revenu). Ce taux est encore plus élevé dans les pays d'Afrique subsaharienne (environ 61 décès pour 1000 naissances vivantes en 2013) (WDI, Banque Mondiale).

Dans ces pays d'Afrique noire, les enfants ont moins de chance de vivre longtemps à cause du paludisme, de la malnutrition (4,5 % des enfants de moins de 5 ans en 2013) et des maladies liées aux conditions d'hygiène (diarrhée, choléra, etc.). Ainsi, pour 1000 naissances vivantes, on dénombre près de 27 enfants qui n'atteignent pas leur premier anniversaire. Ce risque de décès est plus élevé chez les garçons (29,26) que les filles (24,12).

De plus, ces pays éprouvent des difficultés par rapport au manque de personnel de santé puisqu'on compte environ 3 infirmiers et sages-femmes pour 1000 habitants, contre 3 médecins pour 1000 personnes. Ainsi, en 2011, en moyenne, plus du quart des accouchements ont été effectués sans personnel de santé, alors que cette proportion n'est que de 3 % dans le groupe des PVD d'Europe et d'Asie Centrale.

3.2. Contexte sanitaire du Tchad

Le Tchad, comme la plupart des pays à faible revenu connaît donc des défis sanitaires considérables. En effet, l'espérance de vie à la naissance en bonne santé est de 44 ans; près de 7 années de vie étant perdues à cause d'une mauvaise santé en 2012. Comparés au pays dont l'espérance de vie à la naissance est la plus élevée (Japon, 84 ans), les Tchadiens perdent plus d'années de vie pour des raisons de mauvaise santé (9 ans au Japon). Cet écart peut s'expliquer par la différence de système de santé. Au Japon, la population a plus accès au service de soins que leurs confrères tchadiens, de ce fait les Tchadiens seraient moins susceptibles de vivre longtemps avec des maladies invalidantes.

De plus, même si le pays connaît une forte croissance démographique (3,15% en 2013), la mortalité générale est aussi importante (14,30% en 2013), signifiant que presque la moitié du gain de la natalité est perdue par une mortalité précoce. Quant à la mortalité infantile, elle occupe une part importante dans le taux brut de mortalité générale. En effet, sur 1000 naissances vivantes, on dénombre 139,1 décès. Aussi, un enfant tchadien né en 2013 a 89 chances sur 1000 de décéder avant son premier anniversaire, et cet enfant a 148 chances sur 1000 de ne pas fêter son 5e anniversaire (WDI, Banque Mondiale).

Le pays enregistre également un manque de personnel de santé associé à une mauvaise répartition des ressources humaines dans les régions. En 2010, on estimait à 3 sur 4 le nombre d'accouchements sans personnel de santé dans le pays, soit le nombre d'accouchements non assistés du Pakistan des années 2000 et même loin derrière ceux du Mali (2/4). Au cours de cette même année, on comptait 1100 décès maternels pour 100 000 naissances vivantes contre 980 décès maternels en 2013. Cette situation est probablement sous-estimée puisque les décès ne sont pas toujours formellement notifiés faute de documentation, en particulier des cas survenant à domicile ou dans des zones où aucune structure de santé n'existe. De plus, en 2012, près de la moitié de la population n'avait pas accès à l'eau potable, et près de 90%, sans accès aux installations sanitaires.

En 2010, près de la moitié des enfants de moins de 5 ans ont dû recevoir du sel de réhydratation orale ; la diarrhée occupant le 3e rang des motifs de consultation dans les centres de santé en 2013[59]. Rien qu'en 2009, quelques 17 000 personnes ont contracté le choléra.

Par ailleurs, le 1er motif de consultation au niveau des centres de santé reste toujours le paludisme, avec une proportion de 37,21 % en 2013, tandis que les traumatismes (accidents de voies publiques, chûtes, etc.) représentent moins de 4 % des motifs de consultation. Même si comparée à celle du paludisme, la proportion de traumatismes semble faible, il faut noter que ces derniers sont de loin très coûteux en ressources financières et en ressources humaines qu'un épisode de paludisme.

---

[59] Division du système d'information sanitaire, "Annuaire des statistiques sanitaires du Tchad," 2004.

Devant tous ces défis sanitaires cités ci-dessus, les autorités tchadiennes ne sont pas restées indifférentes. Elles avaient élaboré la Politique Nationale de Santé et le Plan National de Développement Sanitaire couvrant la période 2007-2015 avec comme but d'assurer à la population l'accès aux services de santé de base de qualité. Quant au Plan National de Développement Sanitaire (2013-2015), il était destiné à l'opérationnalisation efficace de cette politique nationale. La question qui reste posée est celle de savoir si la mise en œuvre des outils stratégiques ont pu résoudre les problèmes de santé des populations, en particulier en améliorant les indicateurs sanitaires.

En effet, par la mise en œuvre d'une politique nationale et d'un plan stratégique, il était attendu que l'efficience des structures de santé et la qualité des soins puissent se trouver améliorées. L'implication de tous les acteurs tant dans la participation financière que dans la gestion des services disponibles devrait contribuer à l'objectif d'une meilleure santé pour la majorité des citoyens tchadiens. Mais, très vite la plupart des initiatives entreprises vont montrer leurs limites, sans que les ménages n'aient même pas eu à éviter des dépenses catastrophiques[60] dans leur recours aux services disponibles.

De l'autre côté, et c'est aussi l'une des principales conséquences de l'inefficacité des initiatives prises, on a observé parallèlement une baisse de fréquentation des structures sanitaires des ménages. Pour rappel, ce qui est du Tchad, 96,7% des dépenses de santé de 2006 étaient financées sur paiement direct des usagers, soit 69,7 % des

[60] McIntyre et al., "What Are the Economic Consequences for Households of Illness and of Paying for Health Care in Low- and Middle-Income Country Contexts?".

dépenses privées de santé. En 2013, le recouvrement des coûts représentait un excédent de 362 millions de francs CFA[61].

3.3. Cadre institutionnel et organisationnel de la politique de gratuité

La politique axée sur la gratuité des soins de santé d'urgence fut à l'évidence une initiative visant une véritable équité pour la grande majorité des plus pauvres. En effet, comme indiqué plus haut, la performance d'un système de santé est plus visible lorsqu'on la mesure à travers deux principaux indicateurs: la santé de la mère et de l'enfant. La raison principale en est que ces deux indicateurs pèsent beaucoup sur l'espérance de vie d'une population. Sur la base de ces deux indicateurs, on peut dire que le système de santé du Tchad n'était pas performant puisque le taux de mortalité maternelle et celui de la mortalité infantile figurent parmi les plus élevés du monde.

Certains facteurs comme la disponibilité et l'offre des services de santé de qualité relèvent du système de santé, mais d'autres déterminants plus importants comme ceux qui sont liés aux comportements de la population, aux facteurs de l'environnement physique, social, économique et politique trouvent leur essence dans d'autres secteurs. Par exemple, la plupart des enfants meurent des maladies hydriques suite à tout ce qu'ils consomment ou tout simplement de la malnutrition, alors que les comportements liés aux infections des maladies sexuellement transmissibles sont ancrés dans les habitudes de vie ou dans l'environnement socio-culturel et dans l'ignorance. En

---

[61] Division du système d'information sanitaire, "Annuaire des statistiques sanitaires du Tchad," Annuaire (NDjaména : Ministère de la Santé Publique, 2013).

général, le système de santé ne fait que gérer les conséquences, et ne contribue que modérément dans la résolution des principaux facteurs. Mais le rôle du Ministère de la Santé et de ses services apparaît ici comme fondamental puisqu'ils peuvent contribuer à soulager les souffrances, à prendre en charge les cas curatifs et à prévenir les maladies.

En axant son action sur la réduction de la mortalité maternelle et infantile, le système de santé a visé juste. L'augmentation du nombre d'années de vie en bonne santé est la clé du développement économique et social d'un pays. La gratuité des soins urgents ne pouvait que contribuer à l'augmentation de l'utilisation des services de santé; étant entendu que l'inaccessibilité aux services de qualité de base est la cause principale des décès évitables.

Dès l'annonce de la gratuité des soins d'urgence, en avril 2007, le Ministère de la Santé s'était immédiatement mobilisé pour estimer les coûts de cette gratuité, et surtout pour élaborer les mécanismes de sa mise en œuvre. Dans ce sens, un comité de suivi et de contrôle de cette politique a été mis en place. Ce comité avait pour mission de : recenser et centraliser les besoins exprimés par les formations sanitaires; veiller à l'acheminement effectif des médicaments dans les délégations régionales sanitaires et leur disponibilité dans les formations sanitaires ; assurer sur le terrain le suivi, le contrôle et l'évaluation des médicaments distribués dans les structures sanitaires, et enfin rendre compte à qui de droit, et ce, tous les trois mois.

Toutefois, il convient de préciser que pour le Ministère de la Santé, la gratuité devait d'abord concerner les urgences vraies, c'est-à-dire une situation pathologique qui nécessitait une prise en charge immédiate dans les minutes et les heures qui suivent, au risque de compromettre la vie de l'individu. L'urgence vraie se définie donc en termes des premiers soins à offrir au moment de l'admission du patient, la suite du traitement étant à la charge de celui-ci. Or il s'avéra que pour la majorité de la population, c'était plutôt la notion de l'urgence ressentie qui était considérée. Et chaque fois qu'un patient venait en consultation, il s'attendait à être pris en charge quand bien même le pronostic vital n'était pas engagé. C'était ces urgences ressenties qui représentaient plus de 80% des cas.

Pour le Gouvernement donc, la gratuité concernait aussi la prise en charge des malades du SIDA tant pour les médicaments que pour les examens complémentaires, incluant le traitement des malades tuberculeux et du paludisme. La gratuité l'était aussi pour les vaccins. Mais, comme toujours toute innovation qu'on introduit sans une bonne conceptualisation finit toujours par déraper. Le problème devient encore plus grave lorsque certains acteurs, pour des raisons d'opportunisme, s'y mêlent de façon inconsidérée. Certes, par définition, la gratuité n'est véritablement gratuite que pour les malades, mais elle ne l'est point pour le gouvernement, les contribuables et les partenaires.

La gratuité a donc un coût qu'il faudrait bien maîtriser au risque des dérapages incontrôlables. Plus d'une fois, des parents appartenant à certains cercles de privilégiés, pour par exemple un simple accouchement normal, un mal de tête sans gravité ou un paludisme simple, se plaignent qu'ils n'auraient pas reçu gratuitement des soins qu'ils disaient être en droit de bénéficier. On mettait en place des actions sans que pour autant les moyens suivent. On imposait une politique sans avoir analysé tous les contours de sa mise en œuvre. L'initiative était effectivement tombée comme un fruit mûr qui ne tient plus sur l'arbre.

Le contexte organisationnel à N'Djaména en ce mois d'août 2008 (HGRN, l'Hôpital de la Paix à Farcha, l'Hôpital de la Liberté, l'Hôpital de l'Union à Chagoua et l'Hôpital Sultan Kasser-Polyclinique) n'était pas reluisant quant à la mise en place effective de la politique de la gratuité dans la capitale. A l'arrière-pays, on ne pouvait pas non plus espérer mieux. Il fallait absolument faire en sorte que cette politique fût mise en place. Les mesures d'accompagnement qui avaient, à un moment, manqué semblaient être réunies. Les médicaments avaient été mis à la disposition de toutes les formations sanitaires sur l'ensemble du pays. Il en était de même des kits choléra. Les autres approvisionnements, notamment en prévision des conséquences désastreuses au plan sanitaire des inondations, étaient également prédisposés. Mais ces mesures semblaient plutôt ponctuelles et non durables, dans la mesure où elles dépendaient intrinsèquement des disponibilités financières au niveau du budget, lequel fluctuait selon les mois. Les conséquences étaient illustrées par des ruptures incessantes. Dans ces conditions, la continuité des soins ne pouvait qu'être problématique.

Un autre aspect méritait aussi d'être relaté. Il s'agissait des accouchements. En effet, en 2008, sur les 1200 accouchements qui avaient eu lieu mensuellement aux services de la maternité de l'Hôpital Général de Référence Nationale (HGRN), en principe 200 seulement pouvaient être considérés comme nécessitant la référence dans une structure de troisième niveau. Le moins qui aurait pu être fait et diligenté par le ministère de la santé aurait dû être plutôt de prendre des mesures immédiates pour rendre effectivement fonctionnelles toutes les structures périphériques des soins. Le désengorgement de l'HGRN qui signifiait la fonctionnalité effective de l'Hôpital de la Paix, de l'Hôpital de l'Union, de l'Hôpital Sultan Kasser, le Centre Assiam Vamtou et les autres structures à l'intérieur du pays, la mise en place d'un SAMU (Services d'Aide Médicale d'Urgence) devrait entrer dans cette perspective.

On avait aussi noté que sur les 2300 urgences en moyenne par mois enregistrées aux services des urgences de l'HGRN, la plus grande part était liée aux causes chirurgicales, lesquelles étaient elles-mêmes dues aux accidents des voies publiques et aux coups et blessures volontaires. En adoptant des comportements responsables, tant en ce qui concernait les maladies sexuellement transmissibles, le paludisme, les maladies liées à la saleté, les risques d'attraper des maladies, on pouvait facilement éviter tous ces cas.

Alors, comment faire pour que les investissements consentis trouvent leur traduction dans l'accomplissement des résultats sanitaires ? La situation au début de l'année 2008 se présentait comme suit :

Au niveau de l'Hôpital Général de Référence Nationale (HGRN)

La maternité qui était réfectionnée en début d'année était effectivement opérationnelle. Sa capacité d'accueil moyenne était de l'ordre de 40 à 45 nouveau-nés par jour. Les locaux étaient propres et le personnel bien mobilisé et accueillant. On déplorait cependant le non fonctionnement d'un des deux blocs opératoires par faute d'équipements médico-techniques et la rupture de stock de certains médicaments et quelques dispositifs (compresses, sparadraps). La gratuité était appliquée essentiellement dans la prise en charge des accouchements et des urgences gynéco-obstétriques.

Quant au pavillon des urgences, les locaux étaient très exigus et dépassés par l'affluence de plus en plus grandissante des patients (2.300 cas par mois avec 30% des urgences vraies). Ces locaux abritaient aussi les consultations externes (référence) et celles liées aux urgences. Ils étaient malpropres et nécessitaient dans le court terme une réfection, et dans le long terme une délocalisation (construction d'un pavillon des urgences digne de ce nom). La gratuité des soins ne semblait pas être si évidente, d'autant plus qu'on déplorait une rupture de stock de certains produits pharmaceutiques.

Pour ce qui avait trait aux coûts, on notait que la prise en charge des urgences de janvier à juillet 2008 dans les services de radio, de laboratoire, de maternité, des urgences, du bloc opératoire et de la pharmacie a coûté à l'HGRN la bagatelle de 85 millions FCFA. La projection jusqu'à la fin 2008 donnait un coût total d'environ 240 millions FCFA. Une somme difficilement mobilisable en ce moment-là.

Au niveau de l'Hôpital de la Paix de Farcha, la mise en œuvre du Paquet Complémentaire d'activités n'était pas appliquée. Certaines interventions chirurgicales simples étaient certes réalisées, mais il manquait cruellement des équipements médicaux. Les examens biochimiques n'étaient pas réalisés par manque de spectrophotomètre, tout comme les gardes couchées des médecins n'étaient pas assurées. Les lits destinés aux malades étaient dégarnis par manque de matelas et l'utilisation de moustiquaires imprégnées d'insecticide n'était pas systématique.

L'Hôpital de la Liberté est une structure qui est appuyée par la Chine et le CICR. Visiblement il ne connaissait pas beaucoup de problèmes de manque de matériel médical, sauf au service de laboratoire où il était fait état de l'absence d'une hôte bactériologique et d'un autoclave. Toutefois, le service de la maternité éprouvait un besoin pressant en tables d'accouchement. Même si la politique de gratuité avait été mise en œuvre en 2007, elle s'était arrêtée en 2008, faute de moyens d'accompagnement qui n'avaient pas suivi.

A l'Hôpital de l'Union de Chagoua, on a trouvé une structure très restreinte, mais qui était très fréquentée. Les malades étaient étalés dans les couloirs à même le sol et sous des tentes. Il manquait de matériel médico-technique. L'hôpital devait faire l'objet d'une extension deux années auparavant pour un coût d'environ 125 000 000 FCFA, mais faute d'avance de démarrage, les travaux n'avaient pas pu démarrer. On avait aussi visité un centre de santé qui se trouvait dans son enceinte, lequel était vétuste et mal équipé. A court terme, ce centre nécessitait une réhabilitation, mais l'idéal aurait été de le sortir complètement de la structure principale.

Au niveau de l'Hôpital Sultan Kasser. C'était une structure non fonctionnelle. L'hôpital était certes réhabilité dans le cadre des manœuvres militaires du Bahr El Gazel, mais il restait à l'équiper dans tous les domaines (laboratoire, ophtalmologie). Un centre de santé fonctionnel était logé en son sein, mais l'idéal aurait été de le délocaliser hors de l'hôpital.

L'état des lieux en 2008 dans la capitale même avait permis de constater que la politique de gratuité du Chef de l'État était timidement mise en œuvre, pour la simple raison que les mesures d'accompagnement en médicaments, en intéressements des agents de santé et en équipements médico-techniques n'avaient pas suivi.

Par exemple, lors de la Loi budgétaire rectificative de 2007, le budget alloué à la santé avait porté sur le chiffre de 32, 4 milliards de francs (y compris les aides extérieures), contre 36,2 milliards de francs (loi de finance 2007), soit une dépense par habitant de 2 247,5 francs. Le projet de loi 2008 avait alloué la somme de 34,8 milliards de francs CFA, soit une augmentation substantielle de 2,4 milliards de francs. En terme relatif, cette augmentation équivalait à 7,55% du budget de la santé.

Pour ce qui était plus spécifiquement du budget 2008, l'allocation au secteur de la santé de plus 34,8 milliards, représentait 4,5% du budget général. En pourcentage du budget de l'État, les différentes évolutions montraient que les efforts n'avaient pas été soutenus : 8,44% en 2003, 7,08% en 2004, 6,95% en 2005, 4,2% en 2006. Le budget par habitant y compris l'aide internationale était de 3 480 francs en 2008, soit moins de 6 dollars.

Pour les professionnels de la santé, la gratuité c'était un surcroît de travail, et faute d'incitatifs comme pendant la période de recouvrement des coûts, ceux-ci ne se sentaient pas tous motivés pour assurer le travail supplémentaire.

Selon les résultats d'une étude faite en 2013, les hospitalisations avaient augmenté de 60% et le taux d'accroissement moyen des interventions chirurgicales de 11%. De plus, les examens de laboratoire avaient triplé, les activités d'échographie avaient doublé. Quant aux actes radiographiques, ils avaient accru de 23%[62]. Ce qui signifie que l'introduction d'une telle innovation

---

[62] O. Coulibaly Seydou et Nouhou Hamadou, "Exemption du paiement direct des soins d'urgences au Tchad de 2007-2010 : une étape vers la couverture sanitaire universelle," in *The African Health Monitor, Health financing in the African region*, World Health Organization (Brazzaville, 2013), 20–24.

nécessitait des mesures d'accompagnement au-delà des services purement cliniques offerts.

Chapitre 4

Processus de gratuité dans les urgences : la pérennité de soins

En économie, généralement, la baisse de prix (ou la gratuité) d'un bien normal est censée, lorsque la qualité y est, ainsi que la présence d'autres facteurs liés à l'accessibilité, se traduire par une augmentation de la demande de ce bien. La santé définie ici comme un bien ne fait pas exception. D'ailleurs, l'OMS affirme que le fait de prôner la gratuité est censé stimuler la demande de soins, notamment au plan financier. En effet, avec cette politique, les ménages sont censés ne plus faire face aux obstacles freinant l'accès aux soins. Néanmoins, la mise en œuvre de la gratuité dans d'autres pays comme le Burundi s'était heurtée à différents défis tels que la diminution des financements dans les formations sanitaires, la surcharge de travail du personnel, les ruptures de stock en médicaments et la baisse de la participation communautaire dans la gestion des problèmes de santé[63].

Par ailleurs, nous entendrons par urgence [64] "le caractère de ce qui est urgent avec menace de pronostic vital". Pour

---

[63] L. Gilson and D McIntyre, "Removing User Fees for Primary Care in Africa : The Need of Careful Action," *British Medical Journal* 331 (2005) : 762–65; B. Meesen et al., "Removing User Fees in the Health Sector in Low-income Countries : A Multi Country Review" (UNICEF, New York, 2009).

[64] Unité de gestion de la gratuité des soins, "Document de consensus national sur la gratuité des soins d'urgence en milieu hospitalier". (Ministère de la Santé Publique du Tchad, Août 2010).

cela, on distingue l'urgence absolue ou vraie y compris les grandes détresses vitales (états de choc, détresses respiratoires, comas et les arrêts cardiorespiratoires) de l'urgence relative ou différée. Les urgences relatives ont été laissées à l'appréciation de chaque clinicien ; une sorte de brèche ou latitude laissée au clinicien, laquelle sans contrôle efficace peut susciter de l'opportunisme de la part du prestataire. Ce qui, au plan des coûts, permettrait de fois de gonfler le nombre d'actes additionnels sans lien avec les effectifs réels des patients ayant eu recours à des services ciblés.

Tableau 1 : **La politique de la gratuité des soins au Tchad**

Politiques	Problèmes de santé	Couverture et année
gratuité des soins d'urgence	urgences gynécologiques et obstétricales: accouchement dystocique, hémopéritoines, grossesse molaire, préeclampsie et éclampsie, complications de l'avortement	hôpitaux, 2007
	urgences chirurgicales: abdomen aigue, appendicite, traumatismes, brulure type II et III, hernie étranglée, péritonite,...	
	urgences médicales: paludisme grave, gastroentérite aigue, complications de hypertension artérielle, comas, états de mal asthmatique, états de mal convulsif	
	urgences pédiatriques: paludisme grave, hyperthermie convulsions, gastroentérites compliquées, infections, infection respiratoire aigue, anémies,...	
Gratuité des soins spécifiques	morsure de serpent, piqûre de scorpion, morsure de chien, accouchement normal, ...	hôpitaux et centres de santé, 2006
gratuité ordinaire	accouchements (assistés ou normaux), le paludisme grave, la diarrhée chez les enfants de moins de 5 ans, les infections respiratoires aiguës, les traumatismes avec saignement	Centres de santé, ?
gratuité de prise en charge des maladies chroniques	VIH/Sida, la Tuberculose, l'onchocercose et la lèpre	Programmes spécifiques, hôpitaux et centres de santé, 2006

Ainsi, devant la faible fréquentation de structures de santé, l'ampleur de la participation des ménages aux dépenses de santé et compte tenu de leur capacité à payer les soins, le

Président tchadien a donc instauré la gratuité des soins d'urgence au Tchad en 2007. Cependant, la mise en œuvre effective de cette politique s'est opérée faiblement sur le terrain. Pour stimuler davantage son implantation, les acteurs concernés ont obtenu un consensus en 2010 sur la définition et la liste des urgences, sur l'élaboration des stratégies de pérennisation des mécanismes de suivi, du contrôle et de gestion des ressources allouées, ainsi que sur la conception des outils de gestion de cette gratuité.

Dans ce même ordre d'idée, le Ministère de la Santé Publique a étendu en 2013 la gratuité des soins d'urgence dans tous les centres de santé du Tchad, et ce, en rapport avec la déclaration suivante du Président de la République : " **en instaurant la gratuité des soins des premières urgences, je n'ai pas voulu seulement alléger les coûts des soins à mes compatriotes, mais encourager et améliorer le taux de fréquentation de nos services hospitaliers qui étaient trop bas à cause de nos us et coutumes. Cette gratuité, Monsieur le Ministre de la Santé Publique, doit être étendue dans tous les centres de santé** ". Ainsi, dès le 1er semestre de 2013, ces centres de santé ont reçu des dotations afin de leur permettre d'offrir des soins gratuits aux enfants de moins de 5 ans et aux femmes enceintes.

4.1. Disponibilité des ressources humaines de qualité

Toute politique de santé, quelle que soit sa pertinencc, ne saurait perdurer si elle n'accorde pas une importance capitale à la disponibilité des ressources humaines de qualité, c'est-à-dire de celle des principaux prestataires des services des soins de santé. Au-delà de cette disponibilité se pose, en général dans nos pays en voie de développement, le problème fondamental de leurs efficace distribution, rétention, motivation, autrement, l'offre des services de qualité ne pourrait être qu'altérée. C'est qu'au Tchad, la question de ce facteur humain reste problématique,

4.1.1. Le personnel en activité

Une analyse de la charge théorique de travail des médecins avait montré que ces derniers étaient relativement peu chargés sur la période de 2004 à 2006, avec une augmentation moyenne du ratio médecins pour 100 000 habitants de l'ordre de 11,58% d'une année sur l'autre. La situation s'était détériorée entre 2006-2011, avec une diminution moyenne du ratio médecins pour 100 000 habitants de 6,7 % d'une année sur l'autre, atteignant 2,51 médecins pour 100 000 personnes. Cette détérioration s'explique par un accroissement de la population qui était beaucoup plus importante que celui des médecins. Fort heureusement, à partir de 2012 la situation s'était améliorée avec un ratio de médecins passant de 4,31en 2012 à 4,52 en 2013 pour 100 000 habitants.

Cependant, cette embellie ne signifiait pas pour autant que le ratio médecin-patient respectait la norme de l'OMS qui est de 1 médecin pour 10 000 habitants (soit 10 médecins pour 100 000 habitants), alors que le pic au Tchad n'était seulement que de 4,52 médecins pour 100 000 habitants (2013). Par ailleurs, pour ce qui était de la gratuité des soins d'urgence, au lieu que nous ayons un ratio conséquent à partir de 2007 (instauration de la gratuité), ce ne fut que graduellement que le nombre a accru. En effet, entre 2007 et 2011, on a noté une pénurie du corps médical pour offrir adéquatement les services de santé les plus urgents. D'ailleurs, les prestataires avaient, eux-mêmes, déploré le manque de personnel de santé à même de faire appliquer efficacement la politique portant gratuité des soins[65].

De plus, même disponibles, les travailleurs de la santé doivent être motivés tant en ce qui concerne l'amélioration de leurs conditions de vie ou de travail. Au-delà de la question des salaires et autres primes à la productivité, la remise à niveau, ainsi que les formations continues devraient faire partie de ces incitatifs.

Pour ce qui est des infirmiers qualifiés, leur nombre est globalement en augmentation. On note, en effet, un accroissement moyen de 3,46 % du ratio infirmiers qualifiés pour 100 000 personnes d'une année sur l'autre. Depuis 2011, le Tchad a atteint la norme de l'OMS qui est de 1 infirmier qualifié pour 5 000 personnes (soit 20 infirmiers qualifiés pour 100 000 personnes). Il faut aussi noter que l'amélioration des indicateurs de 2011 coïncide avec la sortie de la première promotion d'étudiants des structures de formation sanitaire dont le nombre a beaucoup augmenté à partir de 2008 (figure 8).

---

[65] Garba Tchang, "Gratuité des soins d'urgence et les mutuelles de santé."

Figure 8 : **Évolution du ratio personnel de santé en activité**

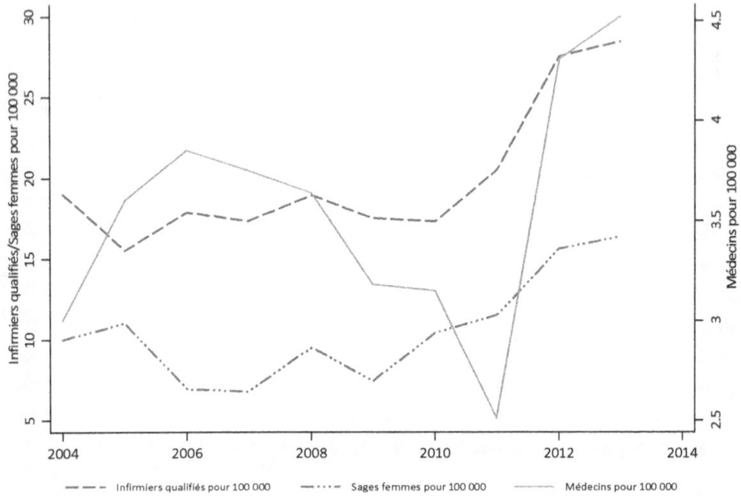

Source : Calcul de l'auteur à partir des Annuaires des statistiques sanitaires du Tchad, DSIS

Par ailleurs, de 2007 à 2010, la charge de travail des infirmiers serait très importante à cause de la mise en place de la gratuité des soins d'urgence. En effet, beaucoup d'infirmiers se plaignaient de la paperasse et autres fiches à remplir, ainsi que des rapports à présenter à la fin de chaque mois pour différents programmes.

En ce qui concerne les sages-femmes, leur nombre est aussi en nette augmentation depuis 2007, même s'il avait, entre temps, chuté en 2009 : 16,36 sages-femmes pour 100 000 femmes en âge de procréer (norme OMS : 20 sages-femmes pour 100 000 femmes en âge de procréer). Des besoins restent encore importants à combler pour assurer adéquatement les services aux femmes en âge de procréer et aux mamans ainsi qu'aux enfants. Toutefois, pour un pays vaste comme le Tchad, une chose est de disposer d'un nombre important de sages-femmes, et une autre de les distribuer équitablement sur l'ensemble du territoire national. L'exemple de N'Djaména qui compte 10% des habitants, mais qui consomme plus de 60-70% des professionnels de la santé est ce point illustratif. De plus, la disponibilité théorique des sages-femmes sur le marché de travail ne signifie nullement qu'elles sont effectivement recrutées pour les structures de soins.

4.1.2. La formation initiale

Depuis 2004, le nombre d'étudiants en instance de soutenance de thèse dans les facultés de médecine du Tchad dont la faculté privée « Le Bon Samaritain » a considérablement augmenté, (Figure 9).

En général, les étudiants en instance de thèse constituent un appoint très appréciable dans l'offre des services médicaux, tant dans les structures publiques que privées. Et dans le cadre des stages qu'ils effectuent ils contribuent à l'opérationnalisation de la politique de gratuité, en palliant ainsi en partie le manque de ressources humaines de qualité.

De plus, l'État envoie à l'étranger des étudiants en formations de spécialisation et paramédicale, soit une moyenne annuelle de 50 médecins et 60 paramédicaux. Toutefois, faute de suivi, le nombre réel d'étudiants évoluant à l'étranger reste très difficile à cerner, puisqu'en général ceux-ci partent étudier avec leurs propres moyens ou sont envoyés par leurs parents. De ce fait, une fois la formation terminée, ces derniers peuvent ne pas revenir au pays. L'État n'a ainsi aucun contrôle sur leur évolution. De plus, toujours faute de suivi, on ne sait pas si ceux-ci étudient vraiment dans des structures de formation de qualité.

Figure 9 : **Évolution du personnel de santé en formation**

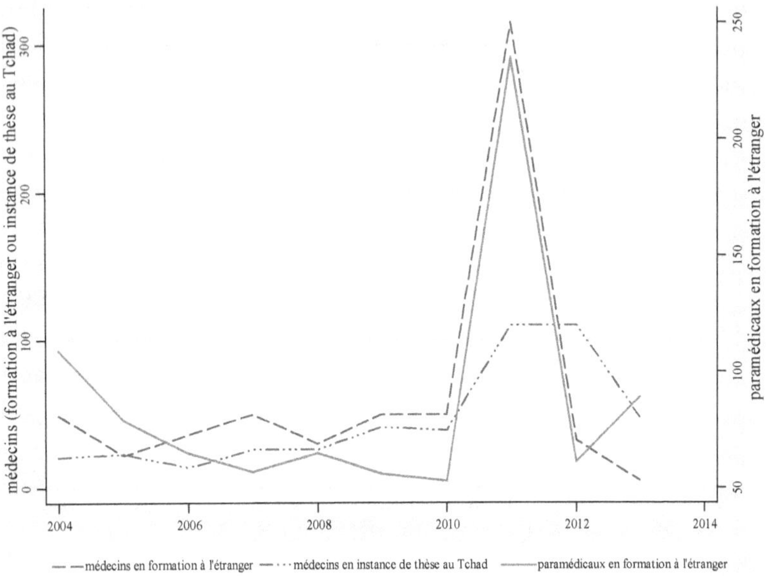

Source : Calcul de l'auteur à partir des Annuaires des statistiques sanitaires, DSIS

4.1.3. Les structures de formation du personnel

Des efforts louables ont été faits par le Tchad pour ce qui est dela création de structures de formation. De l'unique faculté de médecine des sciences de la santé (FACSS) de N'Djaména des années 1990, on dispose maintenant d'une nouvelle basée à Abéché. A ces deux facultés de médecine publiques, s'est ajoutée la faculté appartenant au Centre

Hospitalier Universitaire "Le Bon Samaritain" qui rendue fonctionnelle depuis 2008 (figure 10).

.

Parallèlement, aux facultés de médecine, beaucoup d'instituts privés de formation sanitaire ont vu le jour. Ceux-ci sont pour la plupart situés à N'Djaména.

Figure 10 : **Structures de formation en santé au Tchad**

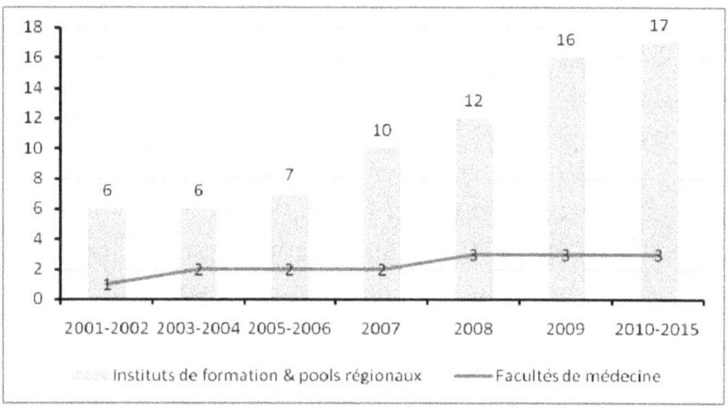

Source : Calcul de l'auteur à partir des Annuaires des statistiques sanitaires, DSIS

En effet, rien que dans le secteur public, six instituts de formation sanitaire ont été créés entre 2001-2004. Le Tchad en a aussi augmenté le nombre en érigeant en 2007 des pools régionaux de formation dans certaines régions (Moundou, Sarh, Abéché et Biltine).

Ces instituts et pools régionaux de santé offrent de formation pour les agents techniques de santé, les techniciens supérieurs en soins infirmiers, les techniciens en soins infirmiers, les infirmiers diplômés d'état, les sages-femmes diplômées d'état, les techniciens en gynécologie et les laborantins.

4.1.4. La formation continue

Depuis plusieurs années, et ce, bien avant l'introduction de la gratuité des soins de santé, de jeunes médecins nouvellement recrutés sont formés à la chirurgie générale et certains reçoivent également une formation de médecin chef de district (MCD), (figure 11). Mais, malgré ces efforts, les activités de formation continue ne couvrent pas tous les besoins ressentis, en particulier dans des domaines comme le management et les compétences de travail en équipe. Ce genre de formation pourrait être bénéfique pour l'offre efficace des services telle que le nécessite la mise en place de la politique de la gratuité des soins[66]. Parallèlement à ces agents ci-dessus cités, une vingtaine de laborantins reçoivent également de sessions spéciales de formation en relation avec la gratuité de soins.

[66] Unité de gestion de la gratuité des soins (UGGS), "Note de synthèse de la mise en œuvre de la gratuité des soins d'urgence au Tchad 2008-2012" (N'Djaména : Ministère de la Santé Publique, Janvier 2012) ; UGGS, "Synthèse des travaux de l'atelier sur le management des soins d'urgence des hôpitaux des deux Mayo Kebbi et la Tandjilé," Rapport de formation (Kélo : MSP, Mars 30, 2012) ; UGGS, "Plan de travail annuel 2014" (MSP, Décembre 2013).

Figure 11 : **Nombre de jeunes médecins en formation de spécialisation et MCD au Tchad**

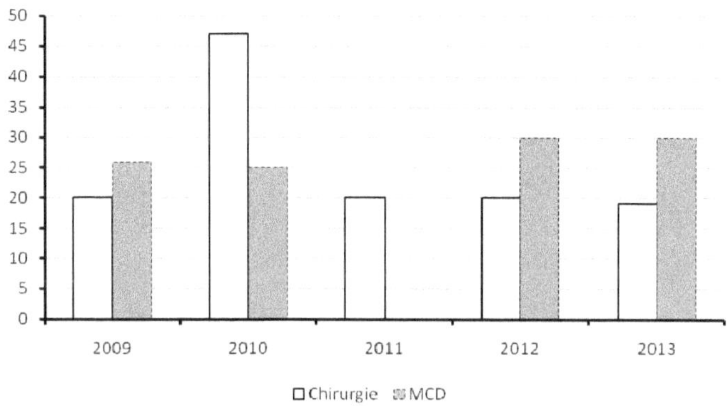

Source : Calcul de l'auteur à partir des Annuaires des statistiques sanitaires, DSIS

4.2. Le transport des patients en situation d'urgence

L'un des critères de fonctionnalité des districts de santé est sa dotation de moyens roulants ou d'ambulances. Dans sa formulation, il avait été convenu que la gratuité des soins de santé d'urgence devait aussi intégrer l'aspect du transport gratuit des patients. Aussi, en 2013, tous les hôpitaux étaient censés posséder au moins une ambulance.

Mais, toutes les infrastructures hospitalières ne furent pas logées aux mêmes enseignes. Par exemple, les hôpitaux de N'Djaména apparaissent comme les moins lotis avec, en moyenne, une ambulance chacun.

Le critère principal d'allocation des moyens roulants est lié au rayon d'action, et donc un critère de distance soit en moyenne 4 km d'un point à un autre. Plus une structure de soins donnée est éloignée d'une autre structure de référence, plus celle-ci devrait disposer de moyens roulants. Et N'Djaména, en tant que capitale, dispose des infrastructures les plus denses du pays, lesquelles sont proches les unes des autres, et donc à faible rayon d'action.

De plus, la disposition des ambulances dans les régions doit répondre à plusieurs autres critères dont ceux liés à l'accessibilité physique, à la démographie (population couverte par l'hôpital) et à l'utilisation des services de soins. (Figure 12) . En réalité, compte tenu de leur niveau de dernier recours et d'autres critères d'accessibilité physique, les ambulances dans les hôpitaux de N'Djamena devraient être très peu utilisées, comparativement, par exemple, à des corbillards.

Un autre argument qui milite en défaveur de N'Djaména est le nombre impressionnant d'autres moyens roulants privés disponibles : véhicules personnels, taxis ou motos. Par contre, il y a un nombre impressionnant d'ambulances pour le seul Hôpital Mère et Enfant au détriment des hôpitaux de districts censés pourtant référer les patients pour cet hôpital.

Figure 12 : **Disponibilité des ambulances, rayon d'action et charge démographique des hôpitaux**

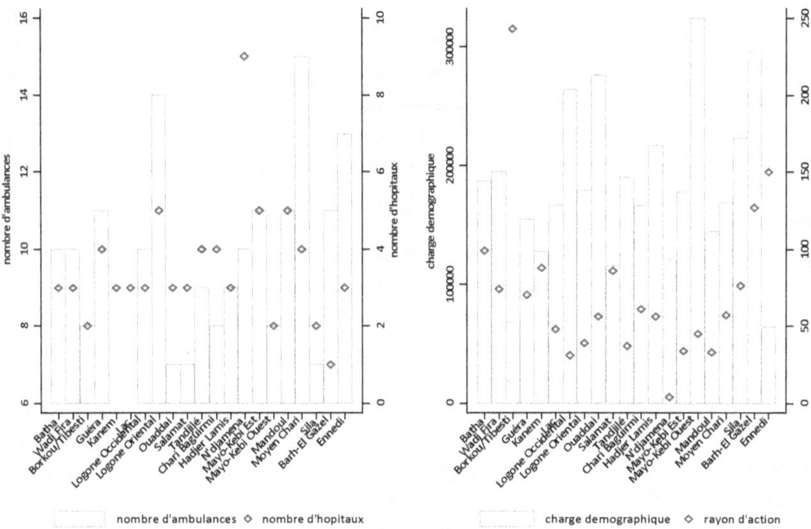

Source : Calcul à partir des Annuaires des statistiques sanitaires, DSIS

A l'intérieur du territoire national, l'hôpital le mieux fourni en ambulances est celui de la délégation régionale de santé (DSR) du Barh-El Gazel, avec 11 ambulances pour un rayon moyen d'action de 127 km de part et d'autre. Le critère géographique s'explique par le fait qu'une population située à mi-distance de l'hôpital de district peut ne pas y accéder rapidement, faute d'infrastructures routières ou par le simple fait qu'elle est séparée par une rivière qui empêche la traversée pendant la saison des pluies.

Pour le critère démographique, il se justifie par la répartition géographique de la population sur l'étendue du territoire qui n'est pas identique. Enfin, le critère d'utilisation des services des soins s'explique par le fait que deux structures sanitaires ayant les mêmes dotations n'ont pas toujours le même nombre de consultations au cours d'une même période donnée.

Une analyse multivariée (Analyse en Composante Principale) met en exergue la situation des délégations sanitaires régionales (DSR) qui est peu reluisante.

Cette analyse a permis de mettre en exergue les hôpitaux qui n'ont pas assez d'ambulances, bien que leur rayon d'action ou charge démographique soient assez importants, à l'exemple des hôpitaux du Salamat et du Logone Oriental. Il ressort également que les structures sanitaires du Sila sont dans une situation peu favorable avec des charges démographiques conséquentes, ainsi qu'un rayon moyen d'action important.

Par ailleurs, d'autres DSR ont peu d'hôpitaux, alors que leur rayon moyen d'action est assez conséquent, ainsi que leurs charges démographiques. Les DSR concernées sont le Sila, le Barh-El Gazel et le Borkou/Tibesti (figure 13).

Figure 13 : **Analyse en composante principale de situation des délégations régionales de santé**

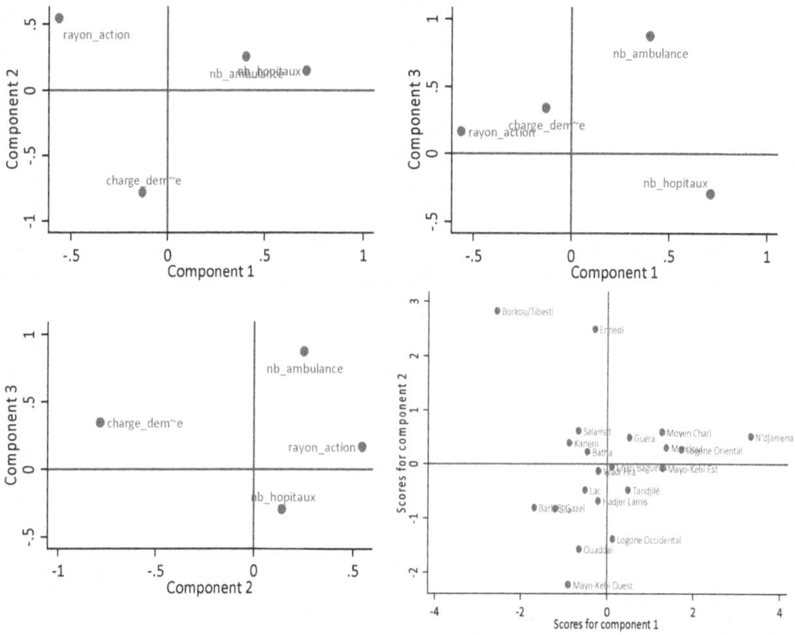

Source : Calcul de l'auteur à partir des Annuaires des statistiques sanitaires, DSIS

Globalement compte tenu de l'importance du rôle des ambulances dans le processus de gratuité des soins d'urgence, il importe de renforcer leur dotation en faveur de certaines DSR tels que le Sila, le Logone Oriental, le Borkou et le Salamat. D'ailleurs les bénéficiaires de la politique de gratuité se plaignent des difficultés de transport[67]. En outre, d'autres DSR méritent d'être

[67] Garba Tchang et Moukhtar Mahamat Ambadi, “Gratuité des soins d’urgence et les mutuelles de santé.”

renforcées en hôpitaux, ce sont le Sila, le Barh-El Gazel et le Borkou-Tibesti.

4.3. Le financement et l'information/communication de la population

4.3.1. Le financement

Il est clair que la promotion de la gratuité des soins d'urgence stimule une augmentation de la demande. En conséquence, la charge de travail du personnel de santé devrait aussi augmenter dans la mesure où le nombre des travailleurs de la santé a tendance à croître moins vite que celle de la demande de soins. Et malgré l'accroissement de leur charge de travail, conséquente à la gratuité des soins d'urgence, les professionnels de santé ne perçoivent pas d'incitatifs, en particulier financiers liés spécifiquement à la mise en œuvre de cette politique[68], comme c'est le cas au Burundi ou au Rwanda, par exemple, où la gratuité des soins est couplée au paiement basé sur la performance[69]. Pourtant, lors du consensus national sur la gratuité des soins d'urgence, il avait été décidé d'allouer 10 à 15 % du montant de la gratuité d'urgence à la motivation du personnel[70].

Par ailleurs, la gratuité de soins est financée sur le budget de l'État, mais celle-ci n'est formellement pas supportée par une réglementation ou par des textes juridiques légaux

---

68 Ibid.
69 Nimpagaritse and Bertone, "The Sudden Removal of User Fees: The Perspective of a Frontline Manager in Burundi."
70 Unité de gestion de la gratuité des soins, "Document de consensus national sur la gratuité des soins d'urgence en milieu hospitalier."

appropriés[71]. De ce fait, la dépendance de son financement au budget de l'État constitue un handicap, sinon un risque pour sa pérennité. Ainsi, bien que les activités de la gratuité aient démarré en 2007, elles ont été interrompues en 2009 par manque de ressources[72]. Dans ce sens, le moindre bouleversement sur le plan macro-économique ne peut être sans conséquence sur le budget national, et donc sur la gratuité des soins soutenue par l'Etat.

4.3.2. La sensibilisation des patients

Pour informer la population sur l'intérêt de la politique de gratuité d'urgence mise en place par l'État, des activités de sensibilisation et d'information sont organisées. Celles-ci concernent les affiches et dépliants sur la gratuité, la distribution de calendriers, les affiches publicitaires, les reportages télévisés, les publi-reportages dans les journaux, ainsi que les émissions en Français et en Arabe. Aussi, l'Unité de gestion de la gratuité des soins (UGGS) a créé un site web blog spot pour la diffusion des activités liées à la gratuité des soins[73]. Ces activités de sensibilisation absorbent quelques 400 millions de francs CFA par an[74]. Toutefois, l'efficacité de ces activités de sensibilisation et d'information n'est pas avérée dans un contexte où près des 3/4 de la population est

---

[71] Unité de gestion de la gratuité des soins, "Note de synthèse de la mise en œuvre de la gratuité des soins d'urgence au Tchad 2008-2012 ."

[72] Ibid.

[73] Unité de gestion de la gratuité des soins, "Plan d'Action 2014 UGGS ."

[74] Division du système d'information sanitaire, "Annuaire des statistiques sanitaires du Tchad," Annuaire (N'djaména : Ministère de la Santé Publique, 2012).

analphabète[75]. D'ailleurs, malgré la réalisation de ces activités, les bénéficiaires continuent toujours de déplorer l'insuffisance d'information et de la communication[76].

4.4. Les points de vue concordants ou divergents des acteurs

4.4.1. Les bénéficiaires

Il est ressorti de l'évaluation que les bénéficiaires de la gratuité des soins de santé ont bien constaté une réduction des coûts de soins. De plus, ils ont reconnu avoir aussi amélioré leurs fréquentations des structures de santé, en recourant promptement aux services de soins disponibles. Pour eux, la gratuité des soins est une politique favorable aux couches vulnérables, et ils ont pour cela une bonne perception du comportement du personnel de santé.

Cependant, les bénéficiaires déplorent, comme relevé ci-haut, l'insuffisance de l'information et de la communication liée à la gratuité. Enfin, ils ont eu à subir de fréquentes ruptures de médicaments et quelquefois des paiements parallèles, sans lien avec la politique de la gratuité instaurée. De plus, se posait fréquemment le problème de transport[77].

---

[75] Institut National de la Statistique, des Etudes Economiques et Démographiques (INSEED), " Troisième Enquête sur la Consommation et le Secteur Informel au Tchad (ECOSIT3) : Profil de pauvreté en 2011 . "
[76] Garba Tchang et Moukhtar Mahamat Ambadi, " Gratuité des soins d'urgence et les mutuelles de santé . "
[77] Ibid.

4.4.2. Les prestataires

Les prestataires eux-mêmes ont trouvé le travail fait dans le cadre de la gratuité très valorisant. Ils ont estimé que la politique mise en place a véritablement contribué à l'amélioration de l'utilisation des services de soins par la population, et que celle-ci est effectivement bien favorable à l'équité dans les soins. Cependant, ils ont déploré le manque de formation, ce qui influencera, à terme, à leur avis, la qualité de soins offerts.

Par ailleurs, ils se sont plaints d'une perte de revenus, puisqu'ils ne bénéficieraient pas de rémunérations additionnelles liées à leur participation à la gratuité des services ; ce qui n'était pas le cas lorsque la méthode de recouvrement des coûts était appliquée.

De plus, ils sont nombreux à se plaindre de la surcharge de travail qu'ils n'hésitent pas à estimer à au moins 3 fois la charge habituelle en dehors de la gratuité. Il arrivait aussi qu'ils fissent l'objet de menace de la part de certains usagers. Pour bon nombre d'autres prestataires, la gratuité a plutôt créé une déstabilisation du système de santé, et par voie de conséquence une compromission de la viabilité des structures. En outre, l'accueil des patients serait déplorable, sans oublier le temps d'attente souvent long[78]. Certains prestataires souhaiteraient que soient alternées les deux pratiques : la gratuité et le recouvrement des coûts[79], tordant ainsi légèrement le cou à la politique de toute

---

[78] Unité de gestion de la gratuité des soins, “ Synthèse des travaux de l'atelier sur le management des soins d'urgence des hôpitaux des deux Mayo Kebbi et la Tandjilé . ”

[79] Garba Tchang, “ Gratuité des soins d'urgence et les mutuelles de santé . ”

gratuité adoptée. Une attitude qui pourrait expliquer à terme la pérennisation ou non de celle-ci.

Des critiques sont formulées à l'endroit des comités de gestion, lesquels, soit, ne sont pas installés, ou lorsqu'ils le sont ne produisent pas de rapports. De plus, il leur est reproché d'être passifs quand il s'agit de s'impliquer dans l'estimation des besoins réels en médicaments et consommables pour la prise en charge des urgences.

Aussi, toujours à l'égard des comités de gestion, il est pointé du doigt la mauvaise gestion des médicaments qui ne sont pas bien gardés (étalés à même le sol) et des stocks destinés à la gratuité, lesquels ne sont pas, non plus, séparés de ceux du recouvrement des coûts. Certains acteurs se plaignent de la liste des médicaments d'urgence qui, bien que disponible, n'est pas partagée avec les prescripteurs. Il est aussi reconnu qu'il y a parfois des paiements indus des frais de médicaments à certains malades admis en urgence, alors que cela ne devait pas l'être[80].

Par ailleurs, certains prestataires ont déploré le fait que les livraisons effectuées par la Centrale Pharmaceutique d'Achat (CPA) ou par les Pharmacies Régionales d'Approvisionnement (PRA) se font en général tout juste, à moins de 4 mois de péremption. En principe, les médicaments qui sont à près de 3 mois de la date de péremption devraient être normalement détruits. A la rigueur, ces médicaments devraient être consignés en bonne et due forme comme tels dans les registres de stock de médicaments, ce qui permettrait de bien les distinguer

---

[80] Unité de gestion de la gratuité des soins, " Synthèse des travaux de l'atelier sur le management des soins d'urgence des hôpitaux des deux Mayo Kebbi et la Tandjilé . "

afin d'ajuster leur comptabilité. Ceci amène à se poser la question de savoir si l'État ne serait pas en train de payer pour des médicaments qui sont officiellement détruits, faisant ainsi le jeu de certaines malhonnêtes personnes .

Un autre aspect des problèmes lié aux médicaments concerne leur distribution. Certaines structures de santé recevraient une même dotation, alors que leur couverture démographique et leurs besoins ne le justifieraient pas. D'ailleurs, ce qui fait qu'il y a des hôpitaux qui sont toujours en sur-stockage, mais qui refusent de les renvoyer à la pharmacie pour le réapprovisionnement.

Par ailleurs, ils estimaient être contraints de travailler dans un contexte où il n'y a pas de textes législatifs sur la gratuité. Pour eux, la conceptualisation et les processus de l'instauration de la politique n'ont pas été suffisamment bien préparés et planifiés en amont. Enfin, le manque d'équipements appropriés, l'insuffisance de personnel de qualité, la faible information de la population et les retards dans la livraison des médicaments constituaient autant de facteurs qui pourraient expliquer le faible impact de cette politique sur les états attendus de santé des populations.

4.4.3. Les agents de l'unité de gestion de la gratuité

Le comité de suivi et l'unité de gestion de la gratuité (UGGS) mis en place par arrêté ministériel[81] a pour rôle principal d'assurer le suivi permanent des activités organisées dans le cadre de cette politique. Il est, de ce fait, une structure formelle dont les activités ne sont

[81] Unité de gestion de la gratuité des soins, " Note de synthèse de la mise en œuvre de la gratuité des soins d'urgence au Tchad 2008-2012."

consacrées qu'aux services dédiés à la gratuité. Il ressort généralement des points de vue des agents en charge de la supervision que la gratuité des soins a effectivement favorisé l'augmentation de la fréquentation de structures de santé. Par contre, il est noté une faiblesse dans la qualité de l'accueil des patients.

Au niveau donc de l'unité de gestion de la gratuité, la plupart des agents interrogés ont estimé que le taux de fréquentation des hôpitaux a largement augmenté, bien que l'accueil des malades ne fût pas toujours au point. De plus, les médicaments gardés dans certains hôpitaux ne sont pas bien gérés ou sont vendus pour le compte du recouvrement des coûts sans mesure de compensation. Par ailleurs, les agents de cette unité déplorent le manque de respect du circuit des commandes des médicaments[82]. En effet, pour certaines commandes qui suivent le circuit normal, ils se plaignent de l'inadéquation entre celles-ci et les besoins réels des structures de santé. On y note aussi le laxisme de certains responsables qui peinent à envoyer les rapports d'activité à la coordination nationale[83], ce que certains prestataires qualifieraient en retour de trop bureaucratique : des rapports et autre paperasse à n'en point finir.

---

[82] Unité de gestion de la gratuité des soins, " Plan d'Action 2014 UGGS . "

[83] Unité de gestion de la gratuité des soins, " Note de synthèse de la mise en œuvre de la gratuité des soins d'urgence au Tchad 2008-2012 "; Unité de gestion de la gratuité des soins, " Plan d'Action 2014 UGGS ."

Chapitre 5

Impact de la gratuité sur les soins d'urgence

Dans ce chapitre, on part de l'hypothèse que la gratuité de soins d'urgence générerait un accroissement de la consommation des services de soins d'urgence pour des raisons évoquées précédemment (élimination des obstacles financiers et physiques). Par ailleurs, il est clair que sous cette hypothèse, les ménages amèneront les patients au service d'urgence à temps, ce qui augmentera la chance de survie du patient. Aussi, si chaque ménage se comporte de la sorte, au final, le taux de mortalité dans les services d'urgence baisserait.

Dans ce chapitre nous analysons l'impact de la gratuité des soins d'urgence sur la mortalité chez les enfants et les femmes, en général avant de nous focaliser sur les services d'urgences médicales et chirurgicales, en particulier.

5.1. La gratuité de soins d'urgence et la santé maternelle et infantile

A l'évidence, le Tchad a fourni des efforts louables en faveur de la santé maternelle et infantile. En conséquence, le taux de mortalité infantile connaît une baisse continue depuis 2004. De plus, une cassure de tendance de la courbe est visible en 2008. Cette rupture de tendance montre que l'instauration de la gratuité aurait favorisé l'amélioration de la santé des enfants (figure 14), en accélérant la baisse de la mortalité de ces derniers. Cependant, même si cette gratuité aurait accéléré la réduction de la mortalité infantile, beaucoup d'efforts restent encore à fournir, car le pays est loin de l'objectif de

102 décès pour 1000 naissances vivantes qu'il s'est fixé dans le plan national de développement sanitaire.

Figure 14 : **Accouchements assistés et taux de mortalité des enfants de moins de 5 ans (avant et après l'introduction de la gratuité)**

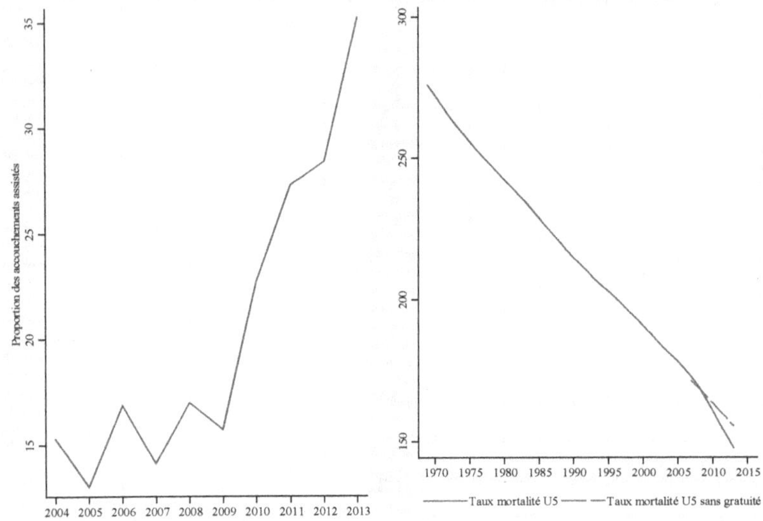

Source : Calcul de l'auteur à partir des Annuaires des statistiques sanitaires, DSIS

De plus, nous notons dans notre analyse une différence significative entre la moyenne du taux de mortalité des enfants de moins de 5 ans avant et après la mise en place de la gratuité de soins d'urgence. En effet, le taux de mortalité est significativement plus élevé avant la gratuité. Nous pouvons en déduire que la politique de gratuité de soins d'urgence aurait contribué à la réduction du taux de mortalité des enfants de moins de 5 ans.

Pour ce qui est de la santé maternelle, la mortalité n'a baissé significativement qu'entre 2010 et 2013 (1099 pour 10 000 naissances vivantes en 2006, 1100 décès en 2010 ,puis 980 en 2013). En amont des décès maternels, depuis 2007, la proportion des accouchements assistés par un personnel de santé est en augmentation. Tout laisse donc voir que l'instauration de la gratuité a favorisé l'augmentation de la proportion des accouchements assistés par un personnel de santé qui est passée de 14 % en 2007 à 35 % en 2013.

L'amélioration de cet indicateur illustre en même temps le renforcement du système de santé qui aurait résulté de la mise en place de la gratuité de soins dans la mesure où parallèlement le nombre de sages-femmes a augmenté depuis 2007.

De plus, le pays est loin au-dessus du seuil de 20 % d'accouchements assistés par un personnel de santé qu'il s'est fixé dans le plan national du développement sanitaire. Aussi, le taux d'accouchement assisté est significativement plus élevé après la mise en place du processus de gratuité qu'il ne l'était avant cette politique. Ce qui revient à dire que la gratuité de soins d'urgence aurait effectivement contribué de manière significative à l'amélioration de la santé maternelle à travers une augmentation des accouchements assistés par le personnel qualifié.

5.2. Impact de la gratuité des soins sur la prise en charge des urgences

Les urgences sont prises en charge par les hôpitaux. De par leurs spécificités, il fallait s'attendre à un niveau moins élevé de mortalité avec une rupture de tendance à partir de la mise en place de la gratuité de soins d'urgence.

Ainsi, un niveau de mortalité générale faible dans les hôpitaux traduirait une performance du système de santé, tandis qu'un niveau anormalement élevé illustrerait un manque de ressources humaines ou matérielles.

5.2.1. Les urgences gynéco-obstétriques

Les décès d'urgence gynéco-obstétrique sont en baisse depuis 2004, ils se situent en moyenne autour de 3 %. Cette baisse de mortalité proviendrait plus d'une amélioration du système de santé que de la politique de gratuité des soins d'urgence en elle-même. En effet, sur cette période, le personnel spécialisé dans les soins gynécologiques et obstétriques a globalement augmenté (figure 15).

De plus, nous ne notons aucun changement brusque de tendance de la courbe de mortalité dans cette catégorie d'urgence. Pour cela, la gratuité de soins d'urgence aurait contribué faiblement à réduire la mortalité dans les urgences gynéco-obstétriques. Toutefois, la tendance générale étant régulièrement en décroissance, peut-on avancer que la gratuité aurait contribué à booster celle-ci ?

Dans tous les cas, il aurait été plus préférable d'allouer des ressources additionnelles à d'autres problèmes de santé en amont des urgences gynéco-obstétriques, à l'exemple des accouchements assistés si l'on voulait voir cette tendance à la baisse perdurer.

Figure 15 : **Évolution des décès d'urgence gynéco-obstétrique**

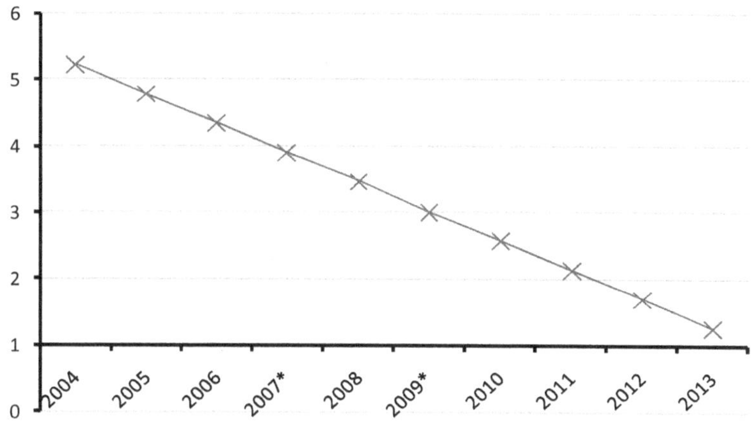

Source : Calcul à partir des données de l'Annuaire des statistiques sanitaires, DSIS

5.2.2. Les urgences chirurgicales

Les décès liés aux urgences chirurgicales connaissent également une diminution depuis 2004. Cette baisse est encore plus prononcée en 2009. De plus, en observant l'allure de la courbe des décès de 2007 à 2008, on s'attendrait à ce que la tendance normale soit légèrement au-dessus de la tendance réelle

De ce fait, nous pouvons attribuer cette modification de la tendance générale de mortalité liée à l'urgence chirurgicale à l'effet de la politique de gratuité des soins d'urgence (figure 16).

Figure 16 : **Évolution des décès d'urgence chirurgicale**

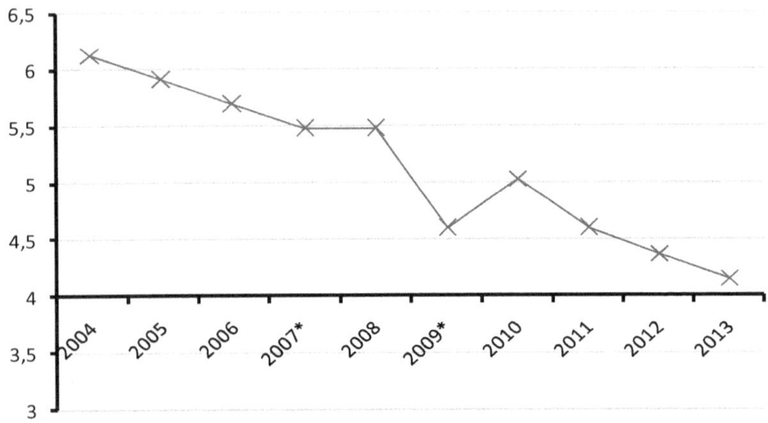

Source : Calcul à partir des données de l'Annuaire des statistiques sanitaires, DSIS

5.2.3. Les urgences médicales

Entre 2004 et 2010, les décès liés aux urgences médicales ont connu une diminution moyenne de 10 points de pourcentage d'une année sur l'autre. Mais, depuis 2010, la tendance est plutôt à la hausse. Par ailleurs, après l'instauration de la gratuité des soins d'urgence, nous n'avons pas pu noter un changement significatif attribuable à cette politique. Ce qui revient à dire que la politique de la gratuité des soins d'urgence n'aurait pas eu une influence significative sur ces décès.

Une réflexion sur les problèmes de santé en amont des urgences médicales pourrait probablement apporter quelques éléments de compréhension supplémentaire sur ce type de phénomènes morbides observés (figure 17).

Figure 17 : **Évolution des décès d'urgence médicale**

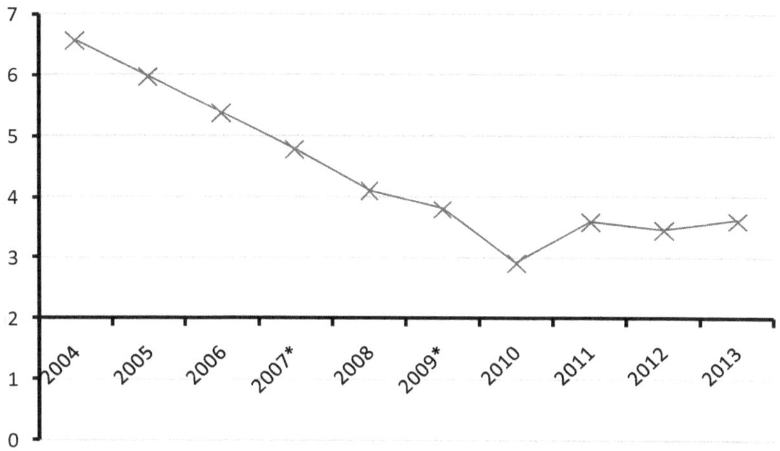

Source : Calcul à partir des données de l'Annuaire des statistiques sanitaires, DSIS

5.2.4. Les urgences pédiatriques

En général, les services des urgences pédiatriques sont ceux qui enregistrent le plus de pertes en vies humaines. Même si les décès dans ces services décroissent depuis 2004, ils restent encore élevés, au-dessus de 15 %. Par ailleurs, depuis l'instauration de la gratuité, nous n'avons pas noté de grands changements au niveau de la tendance de la courbe, si ce n'est sa tendance normale. Il y aurait lieu de penser que le renforcement général du système de santé et le changement de comportement des parents des enfants pourrait avoir influé sur celle-ci. De ce fait, l'instauration de la gratuité des soins d'urgence n'aurait pas eu un effet décisif sur ces décès au niveau des urgences pédiatriques (figure 18).

Figure 18 : **Évolution des décès d'urgence pédiatrique**

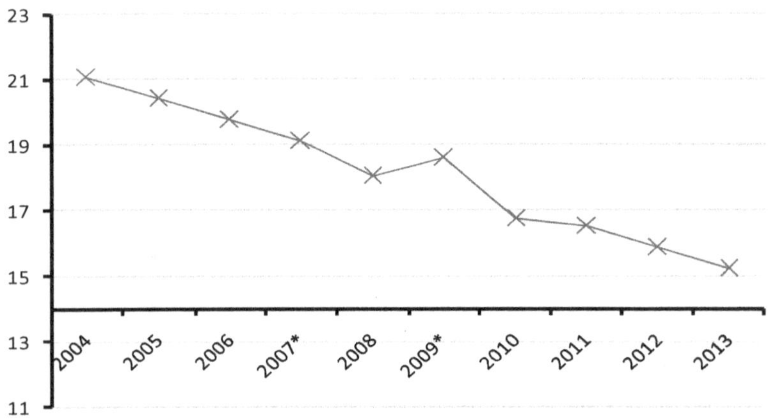

Source : Calcul à partir des données de l'Annuaire des statistiques sanitaires, DSIS

Il ressort de ce chapitre que l'instauration de la politique de gratuité de soins d'urgence a favorisé l'amélioration de la santé maternelle à travers les accouchements assistés par un personnel de santé. De plus, cette politique a accéléré la réduction de la mortalité infantile et les décès d'urgence chirurgicale.

Par contre, à cause du ciblage des problèmes de santé, la gratuité des soins d'urgence est restée mitigée sur les décès des urgences gynéco-obstétriques, médicales et pédiatriques. Ce qui relance la réflexion sur la nécessité de mieux cibler les problèmes de santé à prendre en charge gratuitement. Ne faudrait-il pas rendre plutôt gratuite la prise en charge des autres problèmes de santé en amont des urgences, tels que le paludisme, les infections diverses, la malnutrition, les vaccinations ?

Chapitre 6

Impact de la gratuité sur les soins ordinaires

Les soins gratuits ordinaires sont couverts par les centres de santé. Ce sont les accouchements (assistés ou normaux), le paludisme grave et simple[84], la diarrhée chez les enfants de moins de 5 ans, les infections respiratoires aiguës, les traumatismes avec saignement, etc.

Dans ce chapitre, nous analysons l'influence de la gratuité sur la fréquentation des structures de santé, ainsi que la consommation des soins spécifiques sur ces problèmes de santé.

6.1. L'impact de la gratuité sur la fréquentation des centres de santé

L'utilisation des services de soins dans les centres de santé a évolué en dents de scie. Globalement, elle fluctue autour de 20 nouveaux cas pour 10 000 personnes par an. Elle a ainsi atteint un pic de 24 nouveaux cas par an en 2002 et 2013 (figure 19). Cette utilisation ne semble donc suivre aucune tendance particulière.

Ainsi, après l'élargissement de la gratuité aux centres de santé en 2009, l'utilisation de services de santé s'est légèrement améliorée, puis s'est détériorée davantage. D'ailleurs, il n'existe aucune différence statistiquement significative entre le taux d'utilisation des services avant et après la mise en place de la gratuité. Cette absence de performance visible pourrait s'expliquer par le ciblage

[84] Le paludisme simple est récemment pris en charge par les centres de santé, il ne fait pas partie des analyses.

même de la politique (peu de maladies qui sont les 1ers motifs de fréquentation) et l'existence d'autres barrières aux soins.

Figure 19 : **Évolution de l'utilisation des centres de santé**

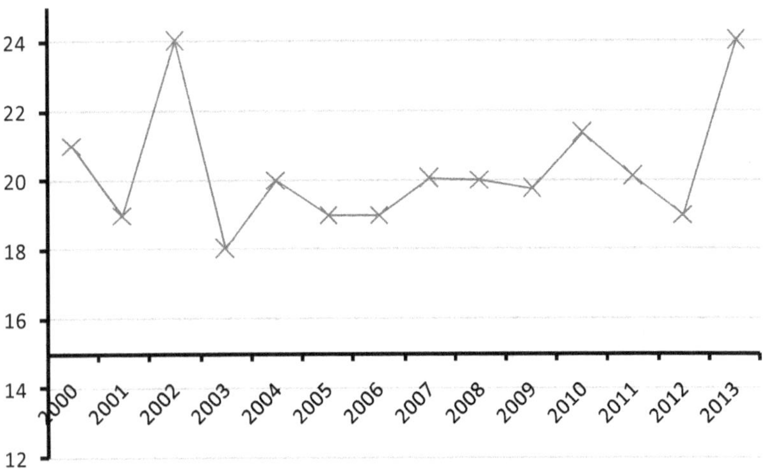

Source : Calcul à partir des données de l'Annuaire des statistiques sanitaires, DSIS

De ce fait, la gratuité des soins élargie aux centres de santé semble ne pas avoir stimulé la fréquentation des centres de santé. Ceci amène à la réflexion sur d'autres politiques en vue de favoriser leur utilisation. L'accessibilité géographique, l'acceptabilité ou l'amélioration de la qualité des services offerts pourraient davantage contribuer à faciliter leur utilisation.

6.2. L'impact de la gratuité sur les accouchements normaux et assistés

Depuis 2001, les accouchements assistés par un personnel de santé sont en augmentation. Toutefois, de 2002 à 2012, les accouchements à domicile étaient plus importants que ceux effectués aux centres de santé. Après l'élargissement de la gratuité aux centres de santé en 2009, les accouchements assistés ont pris de la vigueur, et ce, beaucoup plus vite qu'ils ne l'étaient antérieurement (figure 20). De plus, après la mise en place de cette politique, les accouchements à domicile ont commencé à vite décroître en faveur des accouchements aux centres de santé qui sont couverts par la gratuité. En effet, dans la mesure où la prise en charge des accouchements est assurée par les centres de santé, comme dans un mouvement de vases communicants, ceux effectués à domicile ne peuvent donc que décroître.

De plus, parallèlement à l'accroissement des accouchements dans les centres de santé, il semble qu'il y ait concomitamment une baisse du taux de fertilité. Peut-on alors conclure que toute sécurisation des accouchements par des professionnels de santé conduirait à la maîtrise des naissances ? Faute de données probantes dans le cas du Tchad, il serait hasardeux de faire une telle affirmation. Toutefois, il a été observé que la gratuité de la prise en charge des accouchements semble avoir favorisé l'utilisation des services de centres de santé par les parturientes.

Figure 20 : **Évolution des accouchements assistés par un personnel de santé**

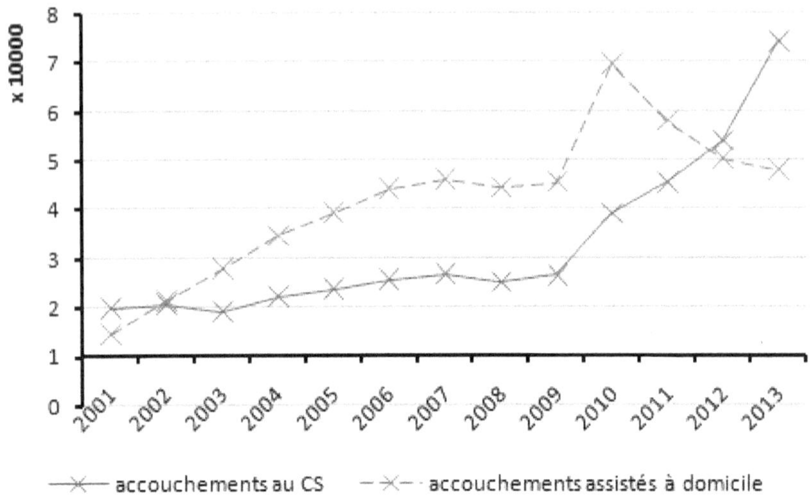

Source : Calcul à partir des données de l'Annuaire des statistiques sanitaires, DSIS

6.3. Impact de la gratuité sur d'autres problèmes de santé

6.3.1. Le paludisme grave

Au premier rang des motifs de consultation dans les centres de santé, le paludisme demeure toujours un problème majeur de santé publique au Tchad. La forme grave de la maladie a été incluse dans la liste des pathologies dont la prise en charge est gratuite au centre de santé. Le nombre de cas de paludisme grave est toujours en évolution croissante depuis 2004 (figure 21). Après l'instauration de la gratuité ordinaire dans les centres de santé, le nombre de cas a continué d'augmenter beaucoup plus vite que la tendance générale. Cet accroissement pourrait s'expliquer comme étant une conséquence de l'instauration de la gratuité.

Il convient de noter que l'instauration de cette gratuité de la prise en charge des cas respecte uniquement le principe de l'urgence vitale, minimisant ainsi les conséquences ultérieures d'un paludisme simple qui est totalement ignoré.

Figure 21 : **Évolution des cas de paludisme grave dans les centres de santé**

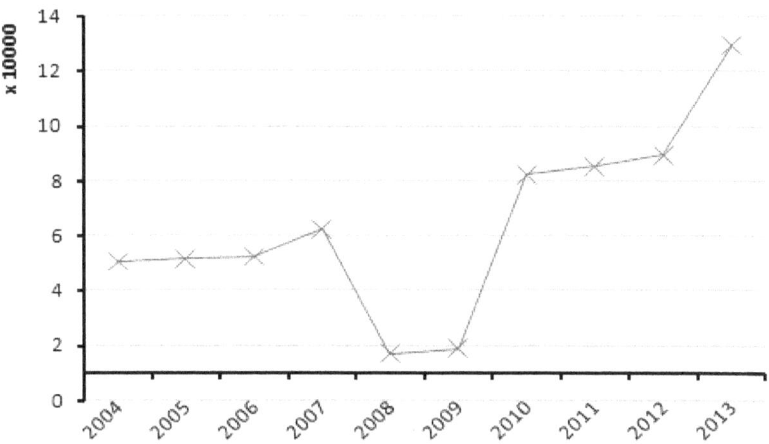

Source : Calcul de l'auteur à partir des Annuaires des statistiques sanitaires, DSIS

En ne prenant pas en charge le paludisme simple, on laisse passer un message aux ménages selon lequel tant que le patient n'est pas dans un état grave, il ne peut être pris en charge gratuitement dans les centres de santé. Un effet pervers s'installe alors. Il aurait été plus logique que la recherche de l'augmentation de la fréquentation des structures de soins passe par la gratuité des soins du paludisme simple, ce qui n'aurait pas seulement pour effets de minimiser les cas graves à venir, mais aussi de réduire les coûts ultérieurs liés à leur prise en charge. Au plan sociétal, une telle approche aurait aussi pour effet de diminuer le nombre de décès évitables.

En effet, le paludisme simple est la forme de la maladie la plus fréquente. D'ailleurs, c'est l'évolution de cette forme qui conduit à l'état grave. Dans ce sens, pour bénéficier de la gratuité, pourquoi les ménages n'attendraient-ils pas une complication de la maladie avant de conduire le patient dans un centre de santé ?

6.3.2. La diarrhée des enfants

Un peu plus d'un dixième de la population a accès à l'eau potable. Ce manque d'eau de boisson se traduit par d'importants cas de maladie liés à l'eau et à l'hygiène des milieux, à l'exemple de la diarrhée. Les enfants sont les plus touchés par cette maladie, et de ce fait, elle a été prise en compte dans la liste des pathologies bénéficiant d'une gratuité de prise en charge dans les centres de santé.

Il a été observé que les cas de diarrhée chez les enfants de moins de 5 ans sont en augmentation depuis 2005. Le nombre de patients croît en moyenne 1,25 fois plus vite après la mise en place de la gratuité des soins (figure 22). De ce fait, l'élargissement de la gratuité au centre de santé a manifestement favorisé la fréquentation des enfants de moins de 5 ans pour motif de diarrhée.

Figure 22 : **Évolution des cas de diarrhée chez les enfants de moins de cinq ans**

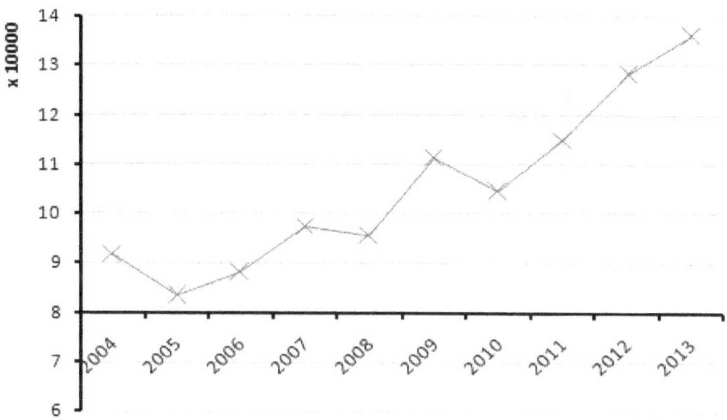

Source : Calcul à partir des données de l'Annuaire des statistiques sanitaires, DSIS

6.3.3. Les infections respiratoires aiguës

Les infections respiratoires aiguës figurent parmi les cinq premiers motifs de consultation dans les centres de santé. Les cas observés augmentent en moyenne de 11 % d'une année sur l'autre. Les consultations pour infections respiratoires y croissent beaucoup plus vite après l'instauration de la gratuité des soins de la maladie (figure 23).

Ceci nous permet de dire que la gratuité a favorisé l'augmentation de la consommation des soins dus aux infections respiratoires aiguës dans les centres de santé, et par conséquent la fréquentation de ces derniers.

Figure 23 : **Évolution des cas d'infections respiratoires aiguë dans les centres de santé**

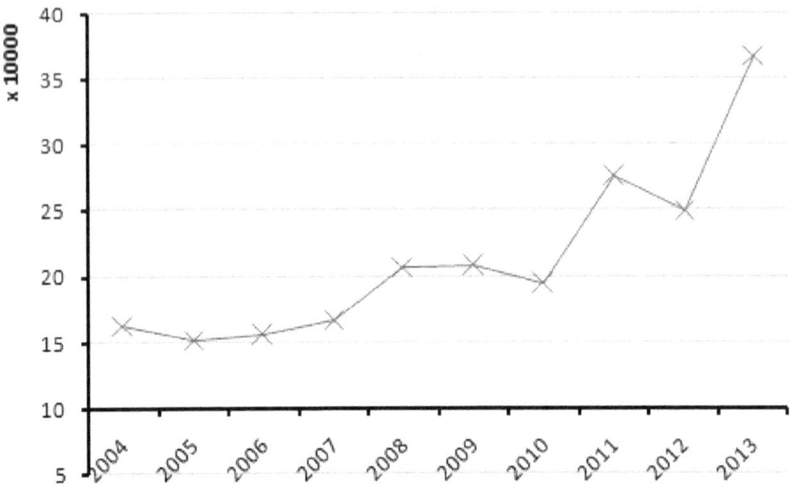

Source : Calcul à partir des données de l'Annuaire des statistiques sanitaires, DSIS

Il ressort de notre évaluation que la fréquentation des centres de santé semble avoir été boostée par l'augmentation des consultations pour les accouchements ou d'autres problèmes de santé tels que le paludisme grave, les infections respiratoires aiguës et la diarrhée chez les enfants de moins de 5 ans. Ce qui signifie que l'introduction de la gratuité de la prise en charge de certains problèmes ordinaires de santé a eu une influence sur la fréquentation des centres de santé, même si d'autres barrières à leur fréquentation et la pertinence des pathologies ciblées à travers cette politique de gratuité peuvent être évoquées.

Chapitre 7

Impact de la gratuité sur les soins des maladies chroniques

En perspective de la mise en l'échelle des actions en faveur du plus grand nombre de la population, le Tchad a aussi instauré la prise en charge gratuite de certaines pathologies chroniques. Dans ce chapitre nous avons sélectionné quelques-unes dont le VIH/SIDA, la tuberculose, l'onchocercose et la lèpre. Pour cela, nous analysons les effets de la gratuité de prise en charge sur celles-ci.

7.1. Le VIH/SIDA

Depuis 2005, le Tchad enregistre de moins en moins de nouvelles infections du VIH. Cette baisse a continué jusqu'en 2011, année à laquelle les décès sont devenus plus importants que les nouvelles infections, traduisant ainsi une transition épidémiologique[85]. Cette baisse continue des nouvelles infections peut s'expliquer[86] par le changement de comportement de la population sexuellement active à travers l'augmentation de l'utilisation des préservatifs (38% en 2007 contre 48,7% en 2012) (Enquête CAP PPSAC 2012).

Par ailleurs, l'amélioration de l'accès aux soins conséquente à la gratuité de la prise en charge médicale des Personnes Vivantes avec le VIH depuis 2007 y compris les examens biologiques complémentaires semble

---

[85] Division du système d'information sanitaire, " Annuaire des statistiques sanitaires du Tchad " ,2004.
[86] Ibid.

également avoir favorisé cette transition épidémiologique. En effet, cette gratuité favoriserait la connaissance du statut sérologique, et par voie de conséquence une responsabilisation des personnes infectées. Aussi, l'amélioration de la qualité de la prise en charge médicale (70% des PVVIH mises sous ARV depuis 12 mois survivent selon le Rapport GARPR 2014) découragerait les comportements à risque (figure 24).

Figure 24 : **Évolution des nouvelles infections du VIH et de décès dus au SIDA**

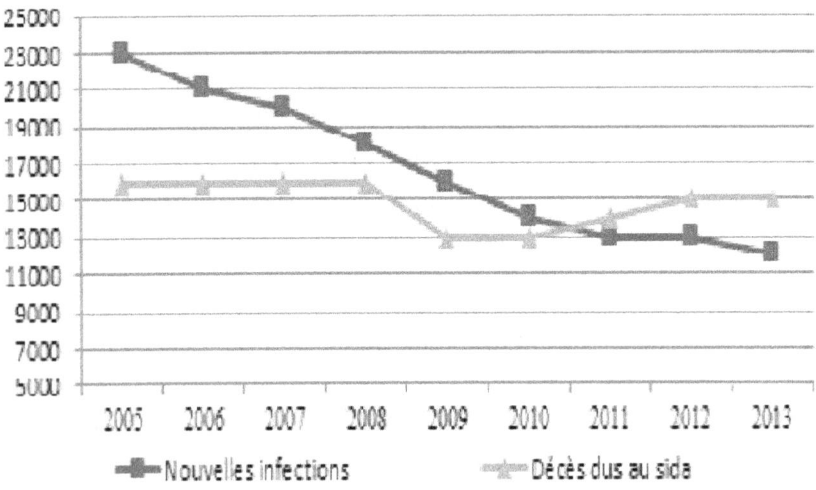

Source : Calcul à partir des données de l'Annuaire des statistiques sanitaires, DSIS

Entre 2005 et 2009, le nombre des décès dus au SIDA est resté constant, au-dessus de 15 000 cas. Suite à l'impulsion de la gratuité intervenue en 2007, les décès liés à cette pathologie ont régressé au niveau de 13 000 cas, entre

2010 et 2013, mais à partir de 2011, ils ont encore augmenté pour se resituer au nombre de 15 000 décès.

Globalement, la gratuité de la prise en charge semble avoir favorisé une baisse immédiate de morbidité, mais sans une modification de tendance de décès dus au SIDA dans la mesure où il est une maladie chronique.

7.2. La tuberculose

La situation de la tuberculose au Tchad peut être scindée en trois périodes. La première part de 1990 à 2000. C'est une période caractérisée par un accroissement exponentiel de l'incidence de la maladie. Cette situation était d'autant plus grave qu'elle se caractérisait par une co-infection VIH/tuberculose. L'accroissement des nouveaux cas fut beaucoup plus important que l'augmentation même de la population. Le pic d'incidence de la tuberculose a été atteint en 2001-2003 (152 pour 100 000 personnes). Depuis 2004, l'incidence de la tuberculose est restée constante (151 pour 100 000 personnes). Le nombre de nouveaux cas évolue au même rythme que la croissance de la population.

Parallèlement à la stabilité de l'incidence ou nouveaux cas de la tuberculose, le nombre de cas augmente de 9,62 points de pourcentage d'une année sur l'autre (figure 25). Outre l'accroissement même du nombre de nouveaux cas, cette augmentation peut s'expliquer par la capacité du système de santé à améliorer l'observance des patients, d'une part, et d'autre part, à ramener les perdus de vue et à assurer la prise en charge des échecs thérapeutiques (une moyenne de 18,7% et 1,7% respectivement sur 2007-2012) ; ce qui reviendrait à gonfler le nombre de cas de la période suivante.

Au vu de la situation, on peut attribuer le succès lié à l'observance des patients à la gratuité des soins de cette maladie, bien que d'importants efforts méritent encore d'être déployés notamment dans la détection et le traitement[87].

Figure 25 : **Situation de la tuberculose**

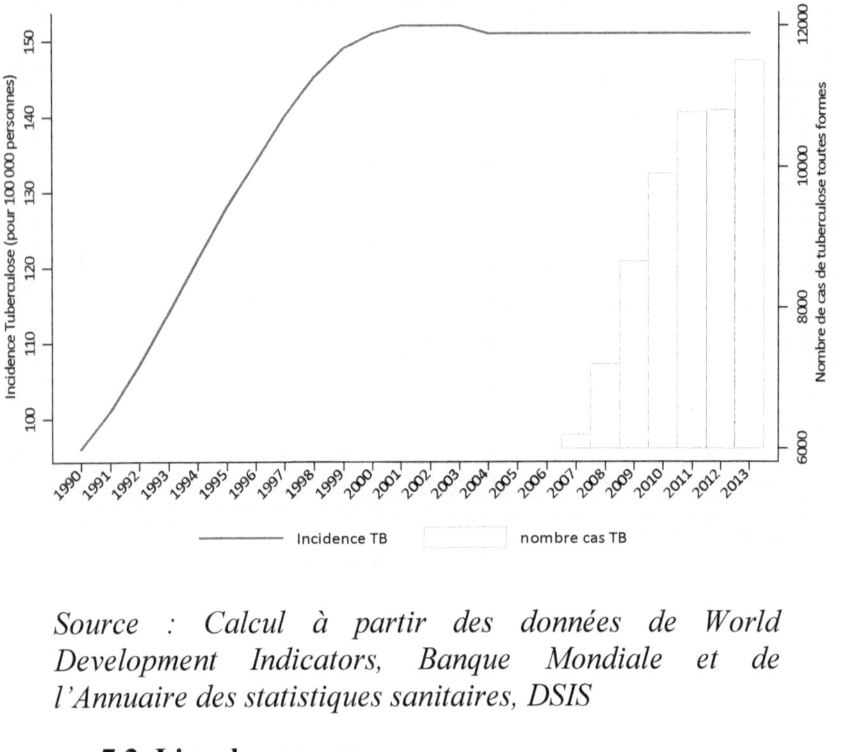

Source : Calcul à partir des données de World Development Indicators, Banque Mondiale et de l'Annuaire des statistiques sanitaires, DSIS

7.3. L'onchocercose

Depuis les années 2000, le nombre de nouveaux cas d'onchocercose est en augmentation. Parallèlement à cet accroissement, d'importants efforts ont été faits pour

[87] Ibid.

contenir le problème à travers la couverture thérapeutique. La croissance de cas est une conséquence de l'efficacité du programme mis en place pour les juguler.

Ainsi, depuis 2012, on note une tendance à la baisse des nouveaux cas (figure 26). Ce qui revient à dire que la gratuité de la prise en charge, à travers le dépistage et le traitement, a, sans aucun doute, favorisé la détection de nouveaux cas et leur traitement, ce qui conduit à un amorçage de l'élimination de la maladie du Tchad.

Figure 26 : **Situation de l'onchocercose**

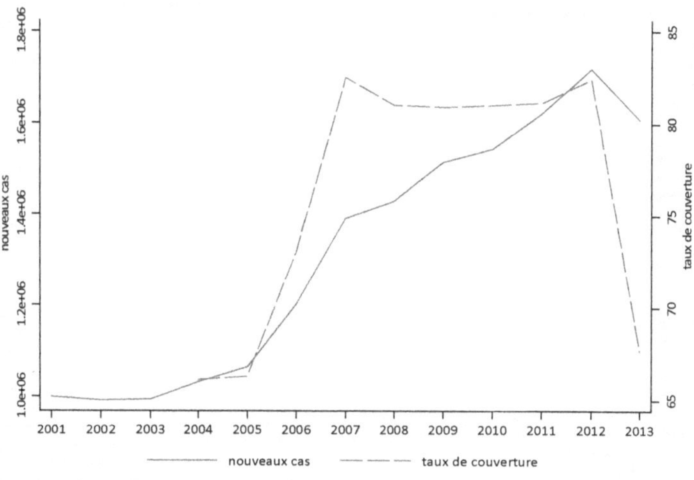

Source : Calcul à partir des données de l'Annuaire des statistiques sanitaires, DSIS

7.4. La lèpre

La prévalence de la lèpre ainsi que les nouveaux cas sont en diminution. Le nombre de nouveaux cas se situe en dessous de 500 depuis 2009 (figure 27). Cette amorce de l'élimination de la lèpre serait alors une conséquence des moyens déployés pour juguler la maladie. Il s'agit surtout de la gratuité du dépistage, ainsi que de celle du traitement.

Cette gratuité aurait donc favorisé la détection de nouveaux cas, mais surtout du traitement de la maladie conduisant ainsi à son élimination.

Figure 27 : **Situation de la lèpre**

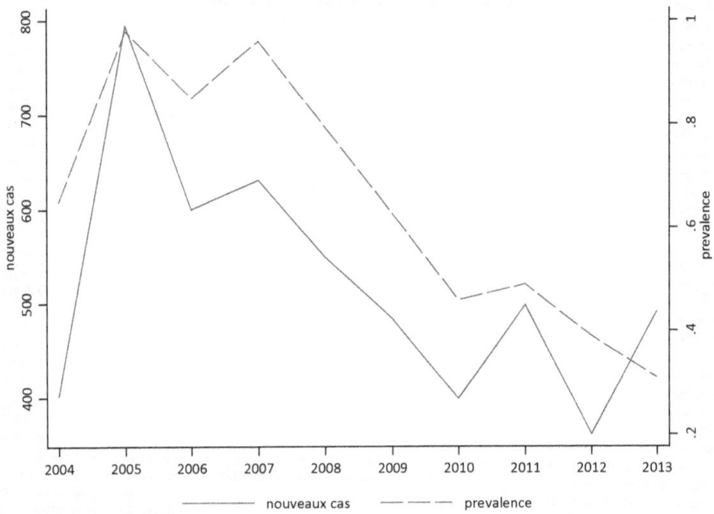

Source : Calcul à partir des Annuaires des statistiques sanitaires, DSIS

Il ressort de ce chapitre que la gratuité de la prise en charge des maladies chroniques a favorisé la détection de nouveaux cas (VIH, TB, onchocercose et lèpre). Par ailleurs, elle a aussi encouragé l'observance du traitement, en particulier dans les domaines du VIH et de la tuberculose.

Aussi, grâce à la gratuité du traitement, et si les moyens suivent conséquemment, le Tchad peut être en bonne voie pour le contrôle de ces maladies.

Chapitre 8

Les perspectives de la gratuité des soins de santé

A l'instar du Tchad, plusieurs pays ont mis en place des politiques de gratuité ou de subvention pour des groupes cibles ou pour des maladies spécifiques. Dans ce chapitre, nous analysons la réussite de ces pays. Compte tenu de notre proximité climatique et socio-culturel avec les pays de l'Afrique de l'Ouest[88], nous nous focalisons en particulier sur leurs expériences, pour en tirer des leçons ou recommandations en vue de leur application pour le programme de la gratuité au Tchad.

Les expériences de gratuité des soins ou de subvention évoquées dans cette partie concernent des groupes des populations ciblées (populations de moins de 5 ans par exemple), des pratiques de soins bien précis (césarienne, accouchement…) ou des pathologies spécifiques tels que le VIH/SIDA ou le paludisme.

8.1. Gratuité universelle pour une population spécifique

8.1.1. Les enfants de moins de 5 ans

En 2006, le Niger a mis en œuvre une politique d'exemption pour les services de santé dédiés aux enfants de moins de 5 ans. Elle a consisté à exempter à 100 % tous les enfants cibles se présentant dans une formation sanitaire publique pour des soins curatifs et préventifs.

[88] Ridde et al. BMC Health Services Research 2012, 12:409
http://www.biomedcentral.com/1472-6963/12/409

Grâce à cette politique, l'utilisation des services curatifs a augmenté de 54,01 % en 2004 à 84,72 % en 2009[89].

Un recours plus précoce aux soins a été noté chez cette catégorie de population, ce qui aurait permis de réduire les cas fatals. Toutefois, un sentiment d'injustice et d'incompréhension s'était instauré dans le processus, ainsi que des inquiétudes pour la continuité de cette politique de gratuité. Ceci a, en effet, engendré des comportements d'adaptation, notamment dans la présentation des enfants pour l'obtention des médicaments pourtant destinés à des enfants plus jeunes ciblés. Ces comportements opportunistes se caractérisaient par la modification de l'âge des enfants. De plus, les mères avaient tendance à faire du stockage de médicaments en vue d'un usage futur, ce qui influait sur la gestion efficace et efficiente de ceux-ci.

Des enseignements issus des expériences des autres pays indiquent qu'une levée de barrière financière, à travers de telles politiques, favoriserait l'utilisation de service de santé. Aussi, la concertation avec des parties prenantes (État, Partenaires Techniques et Financiers, les ONG et les communautés) dans la conception et la mise en œuvre pourrait être un gage de réussite d'une telle politique de la gratuité des services des soins de santé[90].

La mise en œuvre nécessiterait aussi un engagement politique des autorités au plus haut niveau de l'État. Il est

[89] Ali Lawali et al., “ La gratuité de la césarienne et des soins aux enfants de zéro à cinq ans au Niger ”, in *Capitalisations de politiques publiques d’exemption du paiement des soins en Afrique de l’Ouest* (Ouagadougou : Centre de recherche du centre hospitalier de l’université de Montréal et Help-Hilfe zur Selbsthilfe e.V., Allemagne, n.d.), 151.
[90] Ibid.

aussi important d'effectuer une analyse préalable des coûts pour une détermination des remboursements des prestations, sans oublier la nécessité d'adhésion du personnel de santé.

8.1.2. Les personnes âgées de 60 ans et plus

Le Sénégal a instauré un programme basé sur une solidarité intergénérationnelle à travers le plan "Sésame"[91]. Ce plan visait à exempter les personnes âgées de plus de 60 ans pour les soins et les médicaments. Cette politique a favorisé un engouement pour les soins pour cette catégorie de la population. Ainsi, de 3609 consultations avant le plan "Sésame" en 2006, les recours aux soins sont passés à 6905 en 2009, puis 7443 en 2010, soit, respectivement, une augmentation de 91,33% et 106,23% par rapport à 2006.

De plus, ce plan a permis de faire un suivi régulier des patients atteints de maladies chroniques. Par ailleurs, et c'est là le revers de la médaille, la qualité des services s'est détériorée, conséquence de l'augmentation des charges de travail supplémentaires et de l'absence de formation du personnel en gériatrie. Aussi, le temps d'attente s'est prolongé, sans oublier le manque de plateaux techniques, ainsi que de médicaments, surtout les produits de spécialité pour personnes âgées.

---

[91] Elhadji Mbaye, Ousseynou Kâ, and Cheikh T. Bâ, " Le plan Sésame: une initiative d'exemption des paiements pour les personnes âgées affectée par sa mise en oeuvre " in *Capitalisations de politiques publiques d'exemption du paiement des soins en Afrique de l'Ouest* (Ouagadougou : Centre de recherche du centre hospitalier de l'université de Montréal et Help-Hilfe zur Selbsthilfe e.V., Allemagne, 2012), 151, www.usi.umontreal.ca.

De plus, les personnes cibles qui avaient réellement bénéficié de l'application de cette politique étaient issues du milieu urbain. Du fait que ces personnes habitaient la ville, elles avaient facilement accès au plan, alors qu'elles n'étaient pas obligatoirement dans la précarité comme les ruraux censés bénéficier des mêmes traitements.

Il est ressorti du plan "Sésame" qu'il est pertinent d'effectuer une étude préalable des coûts pour une meilleure évaluation de la faisabilité du programme et un meilleur ciblage des personnes indigentes ou des pathologies spécifiques. Aussi, il importe beaucoup de lier le financement d'une telle politique à une source stable et pérenne de financement telle qu'une taxation spécifique, à l'exemple de la taxe carbone.

De plus, une implication des collectivités dans la gestion et le suivi-évaluation peut être un gage de réussite d'une telle politique. L'exemption des médicaments de spécialité ou leur subvention peut aussi contribuer à éviter que des personnes cibles plongent dans la précarité.

8.2. Gratuité pour certaines pratiques de soins (Soins Obstétricaux et Néonataux d'Urgence (SONU), accouchements et césariennes)

En 2005, le Sénégal a mis en place une exemption pour les Soins Obstétricaux et Néonataux d'Urgence (SONU) (excepté pour la ville de Dakar)[92]. Grâce à cette politique, les accouchements assistés ont augmenté de 31% et les césariennes de 65 % entre 2004-2006. De plus, cette exemption a favorisé une amélioration de la qualité des

[92] Valéry Ridde, Ludovic Queuille, and Yamba Kafando, *Capitalisations de politiques publiques d'exemption du paiement des soins en Afrique de l'Ouest* (Ouagadougou : CRCHUM/HELP/ECHO, 2012), www.usi.umontreal.ca.

services de soins grâce à une prise en charge plus précoce des femmes et à la disponibilité du matériel. Cependant, elle a aussi contribué à la diminution de la motivation du personnel et à l'augmentation de la charge de travail.

En 2007, le Burkina Faso a aussi mis en œuvre une politique de subvention des soins obstétricaux et néonataux d'urgence (SONU) et une gratuité totale pour les femmes enceintes indigentes. Cette politique a favorisé une augmentation des accouchements assistés dans les formations sanitaires (36% en 2001 à 73% en 2009), et particulièrement chez les femmes indigentes[93].

Le Ghana a, de son côté, appliqué une politique d'exemption pour l'ensemble des services liés à l'accouchement entre 2003-2008. Grâce à cette politique, le nombre d'accouchements a augmenté significativement, et plus particulièrement chez les femmes les plus pauvres. Elle a aussi favorisé une réduction des coûts de 28,4 % pour la césarienne et 25,8 % pour les accouchements normaux dans les centres de santé[94].

---

[93] Yakouba Zoungrana et al., " La stratégie nationale de subvention des accouchements et des soins obstétricaux et néonataux d'urgence au Burkina Faso, " in *Capitalisations des politiques publiques d'exemption du paiement des soins en Afrique de l'Ouest* (Ouagadougou: Centre de recherche du centre hospitalier de l'université de Montréal et Help-Hilfe zur Selbsthilfe e.V., Allemagne, 2012), 151.

[94] Emilie Robert et al., "Etat des lieux des connaissances disponibles sur les politiques et les programmes d'exemption des paiements directs des soins en Afrique de l'Ouest," in *Capitalisations de politiques publiques d'exemption du paiement des soins en Afrique de l'Ouest* (Ouagadougou: Centre de recherche du centre hospitalier de l'université de Montréal et Help-Hilfe zur Selbsthilfe e.V., Allemagne, 2012), 151, www.usi.umontreal.ca.

En 2005, les autorités du Mali ont lancé une politique visant l'exemption pour les césariennes dans les services publics[95]. Cette mesure a favorisé un relèvement du taux de césarienne de 0,8 % et 2,3 %, respectivement en 2003 et 2009. De plus, les patientes ont noté une nette amélioration de l'accessibilité aux soins. De même, les retards entre l'achat des médicaments et une intervention ont été réduits de 15 mn.

Dans le même ordre d'idée, le Niger a vu le nombre de césariennes passer de 2102 en 2004 à 5049 en 2007, et ce, grâce à l'instauration en 2005 d'une politique d'exemption pour les césariennes[96].

Il ressort de l'analyse de ces différentes politiques que l'intégration de mécanismes efficaces de gestion dans le système existant permet d'éviter les dysfonctionnements (retard dans le remboursement, manque d'outils de gestion et de motivation du personnel et surcharge de travail) et les incompréhensions liés à la mise en place d'un système plus efficace.

Aussi, il est nécessaire de définir clairement les modalités de prise en charge et de remboursement pour une évacuation sanitaire, ainsi que des dépenses effectuées pour les traitements précédant les transferts des patientes. De plus, l'élaboration d'un guide à l'usage du prestataire et largement diffusée à grande échelle pour assurer une

---

[95] Mahamadou Traoré et al., "La gratuité de la césarienne et de la prévention et de la prise en charge du paludisme au Mali," in *Capitalisations de politiques publiques d'exemption du paiement des soins en Afrique de l'Ouest* (Ouagadougou: Centre de recherche du centre hospitalier de l'université de Montréal et Help-Hilfe zur Selbsthilfe e.V., Allemagne, 2012), 151.

[96] Lawali et al., "La gratuité de la césarienne et des soins aux enfants de zéro à cinq ans au Niger."

meilleure information de tous les prestataires peut contribuer à la maîtrise des outils élaborés, et ainsi garantir la performance du système mis en place.

Par ailleurs, une précision claire des mécanismes de motivation du personnel permettrait d'éviter toute ambigüité. L'organisation de séances d'orientation et de sensibilisation à tous les acteurs et bénéficiaires est importante pour la mise en œuvre du processus. Aussi, une communication permanente et homogène durant la mise en œuvre de la subvention et un appui budgétaire conséquent sont des éléments à prendre en compte.

La nomination d'un point focal à chaque niveau de la pyramide sanitaire pour le remplissage et archivage des fiches, ainsi qu'un contrôle et bilan annuels faciliteraient le suivi-évaluation. Il est aussi nécessaire d'instituer un processus d'évaluation initiale, à mi-parcours et en fin de parcours pour capitaliser et documenter les bonnes pratiques. Une concertation entre toutes les parties prenantes (État, PTF, ONG, Communauté) dans la conception de la politique est un gage de réussite pour sa mise en œuvre.

Aussi, la réussite d'une telle politique nécessite un suivi et une supervision formative rapprochés, et surtout un engagement politique des autorités au plus haut niveau de l'État.

Enfin, il est indispensable d'obtenir une implication et une adhésion effective de certains cadres du Ministère de l'Économie et des Finance, en particulier au niveau du budget, de l'ordonnancement et du trésor, dans la mise en œuvre de cette politique de gratuité, sans oublier une étude des coûts préalable pour trouver une tarification juste à appliquer dans chaque cas de prise en charge.

8.3. Gratuité pour le traitement de certaines pathologies

8.3.1. Le paludisme

En 2007, le Burkina Faso a instauré un programme consistant à exempter les enfants de moins de 5 ans pour le traitement antipaludéen. L'ONG HELP[97] a ainsi noté un maintien de la qualité des prescriptions pour les enfants, mais une dégradation des conditions d'accueil et des services. Il a été aussi observé une augmentation du taux d'utilisation des services curatifs pour les enfants (1,37 à 2,80 consultations par enfant et par an) et un accroissement de plus de 4 fois la chance d'utilisation des services après le début de l'intervention.

De même, en 2007, le Mali a mis sur pied un programme d'exemption pour le traitement antipaludéen des femmes enceintes et des enfants de moins de 5 ans. Cette politique a favorisé un accroissement de la prise en charge des cas de paludisme (plus de 20 % entre 2005-2006). De plus, au premier niveau il y a eu une augmentation de 50 % de prise en charge entre 2005-2006 (0,25 épisode en 2005 à 0,38 épisode en 2006).

Selon l'ONG HELP, la fréquentation moyenne curative des enfants dans les districts d'intervention a augmenté. Quant à l'ONG MSF, elle a noté une amélioration des mesures d'accompagnement et la mise en place d'agents dédiés spécifiquement au paludisme pour la prise en charge gratuite des cas confirmés des enfants dans les

[97] Robert et al., “Etat des lieux des connaissances disponibles sur les politiques et les programmes d'exemption des paiements directs des soins en Afrique de l'Ouest.”

zones isolées pendant la période de haute transmission, limitant ainsi les cas sévères et fatals[98].

Quelques leçons ressortent de ces deux politiques observées au Burkina Faso et au Mali. Il apparaît donc que l'élaboration d'un guide de mise en œuvre définissant le rôle et la responsabilité des acteurs constitue un préalable à la réussite d'une telle politique. Il importe aussi d'augmenter la dotation des structures de santé en personnels, matériels et en médicaments.

De plus, la nomination des points focaux à chaque pallier de la pyramide sanitaire pour un suivi-évaluation est très importante. Il convient aussi de dédier une ligne budgétaire pour ces activités. Enfin, pour le besoin de contrôle des coûts, il est important d'estimer les besoins sur la base d'une consommation réelle.

8.3.2. Le VIH/SIDA

Au Togo, la politique d'exemption pour la prise en charge des personnes atteintes du VIH/SIDA a favorisé une augmentation du dépistage. Par conséquent, le nombre de personnes vivant avec le VIH s'est accru, ainsi que le nombre de femmes séropositives ayant reçu une prophylaxie ARV[99]. Le taux de couverture thérapeutique est donc passé de 27,3 % en 2006 à 53,9 % en 2009. De plus, l'observance thérapeutique s'est améliorée grâce à

---

[98] Ibid.

[99] Kokou Sika Dogbe et al., "Exemption du paiement des soins liés à la prise en charge de l'infection par le VIH au Togo. Cas du traitement antirétroviral," in *Capitalisations de politiques publiques d'exemption du paiement des soins en Afrique de l'Ouest* (Ouagadougou: Centre de recherche du centre hospitalier de l'université de Montréal et Help-Hilfe zur Selbsthilfe e.V., Allemagne, 2012), 151.

l'accessibilité aux ARV et à la prise en charge à travers un système de tutorat clinique.

En 2004, le Mali a aussi instauré une politique d'exemption pour la prise en charge des personnes atteintes du VIH/SIDA[100]. Même si, selon la population, la faible amélioration de la qualité de prise en charge, à travers la mise à disposition des antirétroviraux, était à déplorer, cette mesure aurait contribué à l'amélioration de l'accessibilité aux soins.

Il ressort de l'expérience du Togo qu'une implication de la société civile est importante dans la réussite d'une telle politique. De plus, il est intéressant de maîtriser le circuit d'approvisionnement des ARV. Aussi, les stratégies de communication destinées aux acteurs, ainsi que le mécanisme de suivi-évaluation constituent un gage de réussite d'un tel programme.

8.4. Quelques recommandations pour la gratuité des soins de santé au Tchad

Pour assurer la pérennité de la politique de gratuité de soins et encourager la fréquentation des structures de santé, nous suggérons aux acteurs de la gratuité et aux bénéficiaires de:

- augmenter le nombre du personnel soignant dans les structures de santé. Pour cela, il faudrait effectuer un suivi des étudiants en formation en vue de les canaliser dans le système de santé ;

[100] Robert et al., "Etat des lieux des connaissances disponibles sur les politiques et les programmes d'exemption des paiements directs des soins en Afrique de l'Ouest."

- préciser clairement et respecter les mécanismes de motivation du personnel afin d'éviter toute ambigüité, ce qui permettrait d'éviter la démotivation du personnel, la médiocrité de la qualité d'accueil et les paiements parallèles. Une liaison de ce mécanisme de motivation à un système de paiement basé sur la performance à l'exemple du Burundi ou du Rwanda se révélerait efficace. Ainsi, le personnel de santé recevrait une motivation en fonction des prestations fournies ;

- doter certains hôpitaux en ambulance en tenant compte de leur rayons d'action et de la couverture démographique ;

- doter, selon leurs besoins réels, les structures de santé en médicaments. Pour cela, la dotation des structures de santé de type budgétaire est à prohiber car elle favorise le sur stockage des médicaments en vue de bénéficier d'une dotation encore plus importante l'année suivante. Ainsi, on pourra doter les structures de santé en fonction de leurs prestations, c'est-à-dire un système de dotation basé sur la performance ;

- effectuer une analyse préalable des coûts et solliciter l'adhésion du personnel de santé ;

- lier le financement de la gratuité des soins à une source stable et pérenne de financement telle qu'une taxation spécifique à l'exemple de la taxe carbone, la taxe sur le tabac ou l'alcool ;

- réformer les programmes des structures de formation sanitaire pour prendre en compte les réalités du système de santé (gratuité de soins,…)

et lutter contre la baisse de niveau qui coûtera à la longue très cher au système de santé ;

- organiser des séances d'orientation et de sensibilisation à tous les acteurs et bénéficiaires pour une pérennité du processus de gratuité de soins ;
- assurer une communication permanente et homogène de la population et évaluer l'efficacité de ces campagnes de sensibilisation ;
- veiller au bon stockage des médicaments en distinguant clairement ceux de la gratuité de ceux du recouvrement et exiger le respect du circuit des commandes ;
- nommer un point focal à chaque niveau de la pyramide sanitaire pour le remplissage et l'archivage des fiches, ainsi que pour le contrôle régulier et le bilan annuel ;
- effectuer une évaluation initiale, mi-parcours et fin parcours pour capitaliser, et documenter les bonnes pratiques ;
- rechercher une concertation des parties prenantes (État, Partenaires Techniques et Financiers, les ONG et les communautés) dans la conception des actions à entreprendre ;
- encourager l'engagement des parlementaires pour assurer un meilleur suivi des actions engagées ;
- rechercher une implication et une adhésion effective de certains cadres du Ministère de l'Économie et des Finances (budget,

ordonnancement et trésor) afin d'éviter tout couac lié au financement de la politique ;

- rechercher une implication du personnel de santé, et impliquer les collectivités dans la gestion suivi-évaluation afin de contrôler tout dérapage ;

- allouer les ressources aux problèmes de santé en amont des urgences (gynéco-obstétriques et médicales) à l'exemple des accouchements assistés et les maladies qui sont les premières causes de consultation et CPN. Pour cela, on pourra créer des indicateurs de santé afin de payer les prestataires en fonction de leurs performances à l'exemple du Burundi et du Rwanda ;

- initier des recherches sur la problématique de la gratuité afin d'en apprécier les effets sur les états de santé des populations. L'implication du monde académique dans ces activités pourrait constituer un gage de meilleur suivi et de documentation des résultats obtenus ;

- impliquer la société civile et la presse dans toute activité visant la redevabilité des actions entreprises par les acteurs en vue d'une meilleure transparence.

Chapitre 9

Perspectives en matière de recherche évaluative

Nous avions commencé le livre par la définition du terme subvention qui est une aide financière, directe ou indirecte, allouée par une personne publique en vue de financer une activité d'intérêt général. Le bénéficiaire de la subvention peut être public ou privé, entreprise, association, ou personne physique, etc. La subvention peut porter ici sur une politique ou projet (la gratuité des soins de santé), sur un type de bien (les soins), sur une situation (la morbidité et la mortalité maternelle et infantile) ou sur une population cible (enfants, femmes enceintes), etc.

9.1. Définition de l'intervention

Nous définissons la subvention comme une intervention plus ou moins ponctuelle destinée à résoudre des problèmes ou à faire face à une situation problématique. La politique portant sur la gratuité des services de soins au Tchad est alors une intervention.

Et une intervention peut être conçue comme un système organisé d'action qui vise, dans un environnement donné et durant une période de temps donnée, à modifier le cours prévisible d'un phénomène ou à corriger une situation problématique[101]. Elle comprend cinq composantes suivantes : une structure, des acteurs individuels et

[101] F. Champagne et al. (2011) : L'évaluation dans le domaine de la santé : concepts et méthodes in A. Brousselle, F. Champagne, AP Contandriopoulos et Z. Hartz (éd.), L'évaluation : concepts et méthodes, 2ème édition. Les Presses de l'Université de Montréal : 49-70

collectifs avec leurs pratiques (bénéficiaires, prestataires, partenaires, preneurs de décision…), des processus d'action, une ou plusieurs finalités, et enfin un environnement.

Une intervention s'opère donc à travers un processus d'action, c'est-à-dire un ensemble de processus par lesquels les ressources sont mobilisées et déployées par les acteurs pour générer des services et des biens en vue d'atteindre les finalités d'une politique ou d'un programme, et, ce, pour corriger une situation problématique.

La gratuité des soins de santé au Tchad se déroule dans un environnement contextuel donné, lequel peut être physique, culturel, juridique, symbolique, historique, politique, économique et social. C'est cet environnement qui structure le champ dans lequel l'intervention est mise en œuvre. Ce n'est pas une intervention simple, mais complexe (Morin, 1990, Morin et Le Moigne, 1999 ; Le Moigne, 1977 ; Glouberman et Zimmermann, 2002). Et la complexité d'une intervention ou d'une politique se caractérise par les points suivants (F. Champagne et al, 2011) :

- multiplicité des finalités qui sont souvent contradictoires et difficiles à identifier, et divergentes (lutte contre l'extrême pauvreté, accessibilité aux services de soins de santé…) ;
- caractère diffus des relations d'autorité (pouvoir central versus périphérique, organisations sanitaires) ;
- nombre important d'activités qui mobilisent de nombreux acteurs interdépendants, et qui agissent en fonction des logiques différentes (soins curatifs

versus préventifs, femmes versus enfants et personnes âgées ; médecins généralistes versus spécialistes ; communautés versus politiciens ; partenaires locaux versus internationaux) ;

- imprécision de l'horizon temporel (la gratuité s'arrêtera quand ?) ;
- ouverture sur un contexte varié (politique, économique, social, culturel, institutionnel, organisationnel, technique…) ;
- dépendance de la forme par rapport au contexte ;
- dynamique permanente « d'auto-réorganisation» (Morin, 1990 ; 1999) ;
- multiplicité de niveaux d'analyse ;
- complexité des relations causales sur lesquelles repose la logique de l'intervention (les phénomènes rétroagissent les uns par rapport aux autres) ;
- existence de paradoxes ;
- possibilités d'obtenir un même résultat à partir de plusieurs agencements de ressources : système sous-déterminé.

Nous avions procédé à une évaluation d'une intervention délibérée, massive et à caractère politique, visant à accroître l'accès aux soins de santé pour la population du Tchad. Selon F. Champagne et al (2011) : « *évaluer consiste fondamentalement à porter un jugement de valeur sur une intervention, en mettant en œuvre un dispositif capable de fournir des informations scientifiquement valides et socialement légitimes sur cette intervention ou sur n'importe laquelle de ses composantes, l'objectif étant de faire en sorte que les différents acteurs concernés, dont les champs de jugement sont parfois différents, soient en mesure de prendre position sur l'intervention en question, pour qu'ils puissent construire, individuellement ou collectivement, un jugement susceptible de se traduire en actions.* »

Au Tchad, la politique de la gratuité des soins de santé se déroule dans un contexte où les évaluations sur l'action publique sont en général rares. La culture de rendre compte est aussi rarement partagée par bon nombre d'acteurs sociaux. Vu l'importance de cette politique, il nous a semblé nécessaire de partager nos conclusions avec les autres, de façon à assurer une éventuelle pérennisation d'une telle intervention. Mais, comme celle-ci est réalisée à travers des subventions, lesquelles sont assises sur le cycle budgétaire, il ne fait aucun doute que sa continuité peut être problématique, car la moindre perturbation au plan macro-économique n'est pas sans conséquence sur le cycle budgétaire. La preuve en est donnée actuellement avec la baisse du prix du pétrole et d'autres matières premières. Aussi, les suggestions proposées au chapitre précédent devraient contribuer à assurer une possible restructuration.

Une intervention, pour être mieux mise en œuvre, se doit d'être au préalable conceptualisée. Ce qui ne fut pas le cas au Tchad. Manifestement, on avait fait du copier-coller à partir de ce qui se passait chez les autres. C'est comme le langage maintenant en vogue de l'émergence. La pratique de commencer une œuvre, puis de s'arrêter en cours de route constitue à notre avis un gâchis. Il appartient alors aux chercheurs, aux évaluateurs et autres académiciens d'aider les preneurs de décision à continuer les actions entreprises qui sont, sans aucun doute, d'intérêt public majeur.

9.2. Evaluation et recherche évaluative

Les résultats de notre évaluation montrent que nous avions procédé partiellement à l'analyse des effets de la politique de la gratuité des soins. D'ailleurs, ici l'analyse de l'impact de la gratuité sur certains indicateurs est partiellement appréhendée d'autant plus qu'un impact possède en général deux volets : directs ou indirects ; désirés ou non désirés. De plus, faute de moyens d'investigation poussés, il est hasardeux de conclure que ce qui a été observé est l'effet direct de l'intervention mise en œuvre qui est la gratuité. Du fait du caractère multidimensionnel ou multifactoriel de la santé, il aurait été plus pertinent de faire pencher la conclusion vers une contribution marginale de la gratuité dans l'explication des effets observés. En effet, pour peu que le niveau de revenu ou de formation d'un ménage quelconque ait positivement évolué au cours de la période d'étude, le recours aux soins peut en être facilité. Dans ce sens, la gratuité ne peut, à elle seule, expliquer les variations observées au cours de la période de sa mise en œuvre.

Pour notre part, faute de ressources financières nécessaires, nous n'avions pas pu aborder tous les aspects y compris l'analyse économique. De plus, cette politique n'a été mise en œuvre qu'en 2007 ; un temps relativement court pour apprécier l'impact à long terme de celle-ci. Nous avions seulement constaté qu'elle a contribué à accroître l'accès à certains services de soins à une frange de la population tchadienne. Mais, nous ne savions pas, et c'est là la limite de l'étude, comment, concrètement l'intervention a pu produire les effets escomptés au plan national. Aussi, à l'avenir, nous suggérons les approches évaluatives suivantes pour mieux apprécier l'implantation efficace d'un phénomène politico-sanitaire d'envergure comme la gratuité des soins de santé dans un pays en développement, caractérisé par divers aléas qui peuvent influencer sa mise en œuvre.

9.2.1. Analyse stratégique

L'analyse stratégique vise à déterminer la pertinence d'une intervention, c'est-à-dire l'adéquation ou la cohérence entre les objectifs de l'intervention et les problèmes à résoudre. On doit ainsi s'interroger sur l'ordre des priorités des problèmes, ainsi que sur l'importance relative de leurs causes. Selon Champagne, Brousselle, Contandriopoulos et Hartz (2011 : 105), la pertinence d'une intervention repose sur plusieurs éléments contextuels, et pour l'évaluer les questions suivantes doivent être posées :

- ✓ Est-il pertinent d'intervenir sur ce problème en particulier, ici la prise en charge gratuite des urgences, vu l'importance des autres problèmes et l'impact potentiel de l'intervention (faisabilité technique ou sociale) ?

- ✓ Est-il pertinent d'intervenir de cette façon ? Plus précisément comment a-t-on choisi d'agir sur les facteurs les plus pertinents, compte tenu de l'importance de leur incidence sur le problème et en fonction de critères de faisabilité ? Est-il pertinent de cibler cette population en particulier et non d'autres franges de la population ? Les objectifs fixés sont-ils adéquats pour résoudre la situation problématique, et répondre aux besoins ?

- ✓ Est-il pertinent que les responsables de l'intervention agissent comme ils le font, compte tenu de leur place et rôle respectifs ?

9.2.2. Analyse logique

On aurait tout aussi pu procéder à l'analyse logique, laquelle devrait consister à évaluer le bien-fondé de la politique de la gratuité (Chen, 1990 ; Rush et Ogborne, 1991 ; Chen et Rossi, 1992) ; en particulier à déterminer l'adéquation entre, d'une part, les différents objectifs de cette intervention et, d'autre part, les moyens (ressources, services ou activités) engagés pour atteindre ces objectifs. Deux sortes de questions doivent être posées :

- ✓ L'intervention repose-t-elle sur une théorie pertinente (ceci pour vérifier la plausibilité du cheminement causal du modèle théorique de l'intervention) ?
- ✓ La qualité et la quantité des ressources et des activités sont-elles suffisantes pour produire les services escomptés ? Ces ressources et activités sont-elles bien organisées ? Les réponses à ces questions permettront d'apprécier la validité opérationnelle de l'intervention, et de renvoyer ainsi à la notion d'engagement optimal des ressources au regard des besoins.

9.2.3. Analyse de la production

Il aurait été aussi pertinent de faire l'analyse de la production qui consiste à étudier les relations entre les ressources allouées (moyens) et le volume et la qualité des services produits (activités) ; ce qui revient à apprécier la productivité et la qualité. La question principale à poser est celle de savoir si les ressources sont employées de façon à optimiser la quantité et la qualité des services produits. Autrement, il s'agirait aussi de voir s'il est possible qu'avec les mêmes ressources disponibles, on puisse produire plus de services ou plus de services de qualité supérieure, ou bien avec moins de ressources, on puisse avoir les mêmes résultats .

9.2.4. Analyse des effets

L'analyse des effets est celle que nous avions tentée de faire, en particulier pour essayer de mesurer l'efficacité de la politique de gratuité au Tchad, et son influence sur les états de santé des populations. Mais compte tenu du caractère multidimensionnel de la santé et surtout de ses multi facteurs, peut-on affirmer que les effets observés sont-ils imputables à la seule politique mise en œuvre ? A l'évidence, on ne peut mesurer la relation causale entre les effets constatés et l'intervention ; à la rigueur, on peut parler d'une contribution de celle-ci aux indicateurs de santé constatés.

9.2.5. Analyse de l'efficience

On aurait pu aussi évaluer l'efficience des actions engagées par le biais de cette politique, en particulier, en comparant les résultats obtenus et les moyens mis en œuvre, c'est-à-dire la comparaison des inputs (coûts) rapportés aux outcomes (conséquences). Les analyses économiques coûts/bénéfices (coûts/avantages) ; coûts/efficacité ou coûts/utilité (Dervaux et al. 1995 ; Drummond et al. 1998) auraient permis d'apprécier la rentabilité de l'intervention. Il ne sert en effet à rien d'engager des ressources pour, à la fin, récolter des résultats médiocres.

9.2.6. Analyse de l'implantation

Notre évaluation aurait aussi été plus pertinente si nous avions procédé à l'analyse de l'implantation de la politique de la gratuité en faveur des populations pauvres du Tchad (Champagne et Denis, 1992). Celle-ci consiste à analyser les relations entre l'intervention, ses composantes et le contexte dans lequel elle est mise en place. Le processus d'implantation qui est un transfert de l'intervention au plan opérationnel fait référence à sa mise en œuvre dans un contexte organisationnel donné. Comme la politique de la gratuité est par définition complexe, s'adressant à une population immense et impliquant des acteurs variés, plusieurs questions doivent être posées :

- ✓ Comment expliquer la transformation de la politique de la gratuité des soins de santé dans le temps ?
- ✓ Quelle est l'influence du milieu d'implantation sur le degré de mise en œuvre de cette politique ?
- ✓ De quelle manière les variations dans la mise en œuvre de la politique influencent-elles les effets observés ? Quelle est la contribution de chacune de ses composantes dans la production des effets observés ?
- ✓ Quelle est l'influence de l'interaction entre le milieu de mise en œuvre de la politique sur les effets observés ? La politique en question peut-elle être généralisable à d'autres contextes ?

Conclusion

Dans ce livre, notre ambition de départ était d'aboutir à des résultats qui entraîneraient des débats. Et nous espérons que des interactions s'instaureront entre toutes les parties prenantes au processus pour débattre des résultats obtenus et des perspectives d'avenir au regard des recommandations que nous avons faites. Certes, nous n'avons pas pu collecter des données de première source, mais nous avons plutôt utilisé de la documentation officielle. On peut alors considérer cette analyse comme une recherche exploratoire destinée à ouvrir des hypothèses devant être vérifiées ultérieurement par des investigations plus rigoureuses.

Les résultats obtenus dans ce livre ont bien montré qu'il y a encore du chemin à faire pour susciter un véritable changement qualitatif dans les états de santé de la population tchadienne. Dans le secteur de la santé, quand on a commencé une action, on ne s'arrête pas en cours de route, sauf bien sûr si les phénomènes morbides ciblés sont éradiqués, ce qui ne semble point être le cas dans notre contexte national.

Cette politique avait été établie sur une période d'embellie économique et d'augmentation spectaculaire des ressources financières. Or, les aléas économiques actuels, illustrés par la baisse des prix des matières premières, en particulier du pétrole, pourraient constituer à terme une menace à la poursuite d'une telle intervention à l'intention de départ si généreuse. Ce qui signifierait que si le gouvernement du Tchad veut la poursuivre, il devrait dès à présent penser à des alternatives en matière de financement et d'autres mécanismes de pérennisation des actions envisagées. Mais, il est quand même bon de savoir que la plupart des acteurs de la santé internationale, soit plus de 55%, ne sont pas en faveur de la poursuite d'une telle politique de gratuité, alors que 30% ne se prononcent pas sur la question[102]. Ce qui signifie que faute de pouvoir mobiliser des ressources additionnelles au niveau même

[102] E. Robert et V. Ridde (2013) : Global health actors no longer in favour of user fees : a documentary study. Globalization and Health 2013, 9:29. http://www.globalizationhealth.com/content/9/1/29

du pays, le risque est grand que le gouvernement ne puisse pas se faire accompagner par ses traditionnels partenaires au développement quant à la continuation de la gratuité.

Une sorte des états généraux sur la politique de la gratuité instaurée au Tchad ne serait donc pas une veine initiative. Dans ce sens, une cartographie des bailleurs en fonction de leurs arguments économiques, moraux, éthiques ou pragmatiques en faveur de cette politique aiderait à mieux mobiliser leurs appuis dans le futur. Il vaut mieux en effet être sûr de ses alliés que de ne pas les connaître du tout, du moins en ce qui concerne leurs intentions.

La politique de gratuité visée semble avoir effectivement changé les comportements des populations en matière de recours aux soins de santé sur l'ensemble du territoire national. On présume que des attentes légitimes restent donc très fortes qui ne demanderaient pas à être déchues. Le risque de perte de crédibilité du gouvernement serait alors très fort si d'aventure celui-ci venait à rétropédaler ou à abandonner brutalement le processus engagé.

Les perspectives suggérées ci-dessus aideront les futurs chercheurs à pousser plus loin la réflexion. Quant aux décideurs et autres gestionnaires, ils seraient bien avisés de procéder au contrôle des actions engagées pour la mise en œuvre de cette politique ; en particulier de s'assurer de l'exécution des tâches, de déceler les anomalies et erreurs qui handicaperaient la progression des actions, ou de comparer les résultats obtenus avec les objectifs fixés.

La consolidation des acquis et la pérennisation du programme mis en place exigeront que le gouvernement et ses partenaires procèdent aussi de leur côté à une évaluation globale de cette politique. Et une fois celle-ci faite, à situer les responsabilités de chacun pour en réajuster les actions. L'effort que nous avons fait, à travers ce modeste travail, est loin de prendre totalement en compte toute la complexité des problèmes suscités par cette initiative de la part du Chef de l'Etat. Il y a bien une différence entre une décision politique prise par la plus haute autorité de l'Etat et les efforts pour la mettre efficacement en œuvre. Ce sont bien là deux niveaux de responsabilité distincts à concilier.

Annexes

Tableau 2 : **valeurs propres de l'analyse en composante principale**

```
Principal components/correlation                  Number of obs    =        21
                                                  Number of comp.  =         4
                                                  Trace            =         4
    Rotation: (unrotated = principal)             Rho              =    1.0000
```

Component	Eigenvalue	Difference	Proportion	Cumulative
Comp1	1.68058	.314246	0.4201	0.4201
Comp2	1.36633	.527649	0.3416	0.7617
Comp3	.838681	.724266	0.2097	0.9714
Comp4	.114414	.	0.0286	1.0000

Tableau 3 : **vecteurs propres de l'analyse en composante principale**

Principal components (eigenvectors)

Variable	Comp1	Comp2	Comp3	Comp4	Unexplained
nb_hopitaux	0.7129	0.1444	-0.2962	0.6190	0
rayon_action	-0.5610	0.5452	0.1689	0.5996	0
nb_ambulance	0.4005	0.2529	0.8748	-0.1017	0
charge_dem~e	-0.1292	-0.7861	0.3441	0.4969	0

Bibliographie

1. Abebe, Shimeles, 'Community Based Health Insurance Schemes in Africa: The Cas of Rwanda' (BAD, 2010)

2. Adebayo, Adedeji, 'La situation économique de l'Afrique : vers une reprise?', *Politique étrangère*, 1988, 621–38

3. Aigbokhan, B.E, *Exploring the Scope of Social Protection as an Instrument for Achieving the MDGs in Nigeria* (Nigeria, September 2010)

4. Armatya, Sen, 'Santé et développement' (unpublished Assemblé presented at the 52 ème Assemblée mondiale de la Santé, Génève, 1999)

5. Audibert, Martine, Eric De Roodenbeke, and Jacky Mathonnat, *Le financement de la santé dans les pays d'Afrique et d'Asie à faible revenu* (Paris : Karthala, 2003)

6. Beitone, Alain, Antoine Cazorla, Christine Dollo, and Anne-Mary Drai, *Dictionnaire des sciences économiques*, Armand Colin, 2nd Ed (Paris, 2009)

7. Bennet, S, 'The Role of Community-Based Health Insurance within the Health Care Financing System: A Framework for Analysis', *Health Policy and Planning*, 2004, 147–58

8. Brousselle, Astrid, François Champagne, André-Pierre Contandriopoulos, and Zulmira Hartz, *L'évaluation : concepts et méthodes*, 2nd Ed (Montréal : Les Presses de l'Université de

Montréal, 2011)

9. Carrin, G, MP Waelkens, and Bart Criel, 'Community-Based Health Insurance in Developping Countries : A Study of Its Contribution to the Performance of the Health Financing Systems', *Tropical Medicine and International Health*, 2005, 799 – 811

10. Champagne, François, and J.-L Denis, 'Pour une évaluation sensible à l'environnement des interventions : l'analyse de l'implémentation', *Service social : l'avenir des services ou services d'avenir*, 41 (1992), 143–63

11. Chen, HT., *Theory Driven Evaluations*, Newbury Park (Newbury Park, 1990)

12. Chen, HT., and P.H.R., *Introduction: Integrating Theory into Practice* (New York: Greenwood Press, 1992)

13. Chokri, Arfa, and Elgazzar Heba, 'Consolidation and Transparency: Transforming Tunisia's Health Care for the Poor (UNICO Studies Series 4)' (The World Bank, 2013)

14. Commission de l'Union africaine, Groupe de la Banque africaine de développement, Commission économique pour l'Afrique, and Programme des Nations Unies pour le Développement, *Evaluation des progrès accomplis en Afrique dans la réalisation des objectifs du Millénaire pour le développement* (Kampala, Ouganda, 2011), p. 172

15. Commission économique pour l'Afrique, Union

africaine, Groupe de la Banque africaine de développement, and et Programme des Nations Unies pour le développement, *Rapport OMD 2014 : Évaluation des progrès accomplis en Afrique dans la réalisation des objectifs du Millénaire pour le développement* (Addis-Abeba, Éthiopie, Octobre 2014), p . 178

16. Comolet, Emmanuel, 'Erik S. Reinert. How Rich Countries Got Rich… and Why Poor Countries Stay Poor', *Afrique contemporaine*, 2011, 152–54

17. DEP, et Ministère des Finances et du Budget, *Efficacité de la Dépense Publique* (N'Djaména: Direction des Etudes et de la Prévision, Juillet 2011), p. 35

18. Department for International Development, *Cash Transfers Evidence Paper* (London : Department for International Development UK, 2011) http://www .dfid .gov .uk/ r4d/PDF/Articles/Evidence_Paper-FINAL-CLEARAcknowledgement .pdf

19. Dervaux B., and al. *Evaluation économique* (Paris : Santé et multidisciplinarité : choix et décision, 1995)

20. Division du système d'information sanitaire, *Annuaire des statistiques sanitaires du Tchad* (N'Djaména : Ministère de la Santé Publique, 2004), p. 229

21. ———, *Annuaire des statistiques sanitaires du Tchad* (N'Djaména : Ministère de la Santé Publique, 2005), p. 223

22. ———, *Annuaire des statistiques sanitaires du Tchad* (N'Djaména : Ministère de la Santé Publique, 2006), p. 237

23. ———, *Annuaire des statistiques sanitaires du Tchad* (N'Djaména : Ministère de la Santé Publique, 2007), p. 233

24. ———, *Annuaire des statistiques sanitaires du Tchad* (N'Djaména : Ministère de la Santé Publique, 2008), p. 231

25. ———, *Annuaire des statistiques sanitaires du Tchad* (N'Djaména : Ministère de la Santé Publique, 2009), p. 198

26. ———, *Annuaire des statistiques sanitaires du Tchad* (N'Djaména : Ministère de la Santé Publique, 2010), p. 204

27. ———, *Annuaire des statistiques sanitaires du Tchad* (N'Djaména : Ministère de la Santé Publique, 2011), p. 277

28. ———, *Annuaire des statistiques sanitaires du Tchad* (N'Djaména : Ministère de la Santé Publique, 2012), p. 282

29. ———, *Annuaire des statistiques sanitaires du Tchad* (N'Djaména : Ministère de la Santé Publique, 2013), p. 264

30. Dogbe, Kokou Sika, Palokinam Pitche, Zakillatou Adam Samah , and al., 'Exemption du paiement des soins liés à la prise en charge de l'infection par le VIH au Togo. Cas du traitement antirétroviral',

in *Capitalisations des politiques publiques d'exemption du paiement des soins en Afrique de l'Ouest* (Ouagadougou : Centre de recherche du centre hospitalier de l'université de Montréal et Help-Hilfe zur Selbsthilfe e.V., Allemagne, 2012), p. 151

31. Dorward, A, E Chirwa, and R Slatter, *Evaluation of the 2008/09 Agricultural Input Sub-Sidy Programme, Malawi .Report on Programme Implementation* (Malawi : Ministère du Développement international, Malawi, 2010)

32. Drummond, MF, *Méthodes d'évaluation économique des Programmes de santé*, 2nd Ed (Paris : Economica, 1998)

33. Fiszbein, Ariel, and Norbert Schady, 'Vue d'ensemble. Transferts monétaires conditionnels: réduire la pauvreté actuelle et future' (Banque Mondiale, 2009)

34. Foulon, Gérard, 'Analyse du financement des systèmes de santé dans huit pays d'Afrique Subsaharienne' (unpublished Communication presented at the XXVI èmes Journées des Économistes Français de la Santé "Santé et Développement, CERDI, Clermont Ferrand, 2003)

35. Gertler, Paul J, Sébastian Martinez, Patrick Prenand, Laura B. Rawlings, and Christel M. J. Vermeersch, 'L'évaluation d'impact en pratique' (Banque internationale pour la reconstruction et le développement/Banque mondiale, Washington DC, 2011)

36. Gilson, L., and D McIntyre, 'Removing User Fees for Primary Care in Africa : The Need of Careful Action', *British Medical Journal*, 331 (2005), 762–65

37. Glouberman, S, and B Zimmerman, *Systèmes Compliqués et Complexes : En Quoi Consisterait Une Réforme des soins de santé réussie ?* (Canada, 2002)

38. H. Perkins, Dwight, Steven Radelet, and David L. Lindauer, *Economie du développement*, Nouveau Horizon, 3rd Ed (Bruxelles: De Boeck, 2008)

39. Hans, W. Singer, 'The Distribution of Trade between Investing and Borrowing Countries', *American Economic Review*, 1950, 470–85

40. Institut National de la Statistique, des Etudes Economiques et Démographiques (INSEED), *Troisième Enquête sur la Consommation et le Secteur Informel au Tchad (ECOSIT3): Profil de pauvreté en 2011* (N'Djaména: INSEED, Août 2014), p. 143

41. Jones, N., Ahadzie W., and Doh D., *Social Protection to Tackle Child Poverty in Ghana* (New York: UNICEF and ODI, 2009)

42. Kaakunga, E, 'Exploring the Scope of Social Protection as an Instrument for Achieving the MDGs in Namibia' (Commission Economique pour l'Afrique, 2010)

43. 'La Non-Richesse Des Nations' <http://www.laviedesidees.fr/Paul-Collier-a-l-

ecole-des.html> [accessed 14 May 2016]

44. Lawali, Ali, Idrissa Mounkaila, Sani Mahamane Alassane, Mamoudou Barro, Aboubacar Amadou Tinni, Oumarou Ousmane, and others, 'La gratuité de la césarienne et des soins aux enfants de zéro à cinq ans au Niger', in *Capitalisations de politiques publiques d'exemption du paiement des soins en Afrique de l'Ouest* (Ouagadougou : Centre de recherche du centre hospitalier de l'université de Montréal et Help-Hilfe zur Selbsthilfe E.V. Allemagne), p. 151

45. Letourmy, Alain, 'Le développement de l'assurance maladie dans les pays à faible revenu : l'exemple des pays africains', *C. R. Biologies*, 2008, 952 – 963

46. Levine, S, S. van der Berg, and D. Yu, 'The Impact of Cash Transfer on Household Welfare in Namibia', *Development South Africa*, 28 (2011)

47. Lewis, Arthur W., *The Theory of Economic Growth*, III (Homewood : Irwin, 1955)

48. Love, Joseph L., 'Raul Prebisch and the Origins of the Doctrine of Unequal Exchange', *Latin American Research Review*, 15 (1980), 45–72

49. Mbaye, Elhadji, Ousseynou Kâ, and Cheikh T. Bâ, 'Le plan Sésame: une initiative d'exemption des paiements pour les personnes âgées affectée par sa mise en œuvre', in *Capitalisations de politiques publiques d'exemption du paiement des soins en Afrique de l'Ouest* (Ouagadougou : Centre de recherche du centre hospitalier de l'université de

Montréal et Help-Hilfe zur Selbsthilfe E.V. Allemagne, 2012), p. 151 <www.usi.umontreal.ca>

50. McIntyre, Diane, Michael Thiede, Göran Dahlgren, and Margaret Whitehead, 'What Are the Economic Consequences for Households of Illness and of Paying for Health Care in Low- and Middle-Income Country Contexts?', *Social Science & Medicine*, 2006, 858 – 865

51. Meesen, B., D. Hercot, M. Noirhomme, A. Tibouti, A. Bicaba, CK Tashobya, and others, 'Removing User Fees in the Health Sector in Low-income Countries : A Multi Country Review' (UNICEF, New York, 2009)

52. Le Moigne, J-L, *La Théorie Du Système Général*, 2nd Ed (Paris : Presses universitaires de France, 1977)

53. Morin, E, *Introduction à la pensée complexe* (Paris: Seuil, 1990)

54. Morin, E, and J-L Le Moigne, *L'intelligence de la complexité* (Paris : L'Harmatan, 1999)

55. Ndiaye, P, W Soors, and Bart Criel, 'A View from beneath : Community Health Insurance in Africa' (Tropical Medicine and International Health, 2007)

56. Nimpagaritse, Manassé, and Maria Paola Bertone, 'The Sudden Removal of User Fees: The Perspective of a Frontline Manager in Burundi', *Health Policy and Planning* (Antwerp, 2011), pp. 26:ii63–ii71

57. Organisation Mondiale de la Santé, 'Les soins de santé primaires: Rapport de la conférence internationale sur les soins de santé primaires' (Alma-Ata : Organisation Mondiale de la Santé, 1978)

58. ———, *Rapport Sur La Santé Dans Le Monde 2013: La Recherche Pour La Couverture Sanitaire Universelle* (Génève : OMS, 2013)

59. ———, *Septième rapport sur la situation sanitaire dans le monde*, Analyse Mondiale (Génève : Organisation Mondiale de la Santé, 1987)

60. Pariente, Georges, 'La recherche de l'optimum économique', *Revue économique*, 19 (1968), 874–93 <http://dx.doi.org/10.3406/reco.1968.407836>

61. Pierre, Fromont, 'Schultz (Theodore W.) - Production and welfare of agriculture.', *Revue économique*, 2 (1951), 250–51

62. Prebisch, Raul, *The Economic Development of Latin America and Its Principal Problems, Lake Success* (New York : United Nations, 1950)

63. Reinert, Erik S; *Comment les pays riches sont devenus riches et pourquoi les pays pauvres restent pauvres?* (Paris : Edition du Rocher, 2012)

64. Ridde, Valéry, 'Communication au XXVIèmes Journées des Économistes Français de la Santé : Santé et Développement' (unpublished Communication presented at the XXVI èmes Journées des Économistes Français de la Santé, Clermont Ferrand, 2003)

65. Ridde, Valéry, Ludovic Queuille, and Yamba Kafando, *Capitalisations de politiques publiques d'exemption du paiement des soins en Afrique de l'Ouest* (Ouagadougou: CRCHUM/HELP/ECHO, 2012) <www.usi.umontreal.ca>

66. Ridde, Valéry, Fabienne Richard, Abel Bicaba, Ludovic Queuille, and Ghislaine Conombo, 'The National Subsidy for Deliveries and Emergency Obstetric Care in Burkina Faso', *Health Policy and Planning* (Antwerp, 2011), pp. 26:ii30–ii40

67. Robert, Emilie, Yamba Kafando, Ludovic Queuille, and Valéry Ridde, 'Etat des lieux des connaissances disponibles sur les politiques et les programmes d'exemption des paiements directs des soins en Afrique de l'Ouest', in *Capitalisations de politiques publiques d'exemption du paiement des soins en Afrique de l'Ouest* (Ouagadougou : Centre de recherche du centre hospitalier de l'université de Montréal et Help-Hilfe zur Selbsthilfe E.V. Allemagne, 2012), p. 151 <www.usi.umontreal.ca>

68. Rosenstein-Rodan, Paul, 'Problems of Industrialization of Eastern and South-Eastern Europe', *Economic Journal*, 1943

69. Rush, B, and A Ogbome, 'Programme Logic Models: Expanding Their Role and Structure for Program Planning and Evaluation', *The Canadian Journal of Program Evaluation*, 2 (1991), 95–106

70. Schultz, Theodore W, *Transforming Traditional Agriculture* (New Haven, Conn. : Yale University Press, 1964)

71. Seydou, OC, and N Hamadou, *Exemption du paiement direct des soins d'urgences au Tchad de 2007-2010 : une étape vers la couverture sanitaire universelle*, The African Health Monitor, Health financing in the African region (Brazzaville : World Health Organization, 2013), pp. 20–24

72. Tchang, Garba S., 'Gratuité des soins d'urgence et les mutuelles de santé' (N'Djaména, 2012)

73. 'The Big Push Back', *The Economist*, December 2011 <http://www.economist.com/node/21541001> [accessed 14 May 2016]

74. Toye, J. F. J., and Richard Toye, 'The Origins and Interpretation of the Prebisch-Singer Thesis', *History of Political Economy*, 35 (2003), 437–67

75. Traoré, Mahamadou, Ba Bambi, Youssouf Aly Dembélé, Mamoutou Diabaté, Binta Keita, and Namory Mamadou Traoré, 'La gratuité de la césarienne et de la prévention et de la prise en charge du paludisme au Mali', in *Capitalisations de politiques publiques d'exemption du paiement des soins en Afrique de l'Ouest* (Ouagadougou : Centre de recherche du centre hospitalier de l'université de Montréal et Help-Hilfe zur Selbsthilfe E.V. Allemagne, 2012), p. 151

76. Unité de gestion de la gratuité des soins, 'Document de consensus national sur la gratuité des soins d'urgence en milieu hospitalier' (Ministère de la Santé Publique du Tchad, 2010)

77. ———, *Note de synthèse de la mise en œuvre de*

la gratuité des soins d'urgence des hôpitaux des deux Mayo Kebbi et la Tandjilé, Kélo (N'Djaména: Ministère de la Santé Publique, March 2012), p. 4

78. ———, 'Plan de travail annuel 2014' (Ministère de la Santé Publique du Tchad, 2013)

79. Velasquez, German, 'Médicaments et financement des systèmes de santé dans les pays du Tiers Monde', *Tiers-Monde*, 1989, 445–63

80. Waelkens, MP, and Bart Criel, « La mise en réseau de mutuelles de santé en Afrique de l'Ouest. L'union fait-elle la force ? », Les enseignements d'un colloque international organisé à Nouakchott, Mauritanie', *ITG Press* (Antwerp, 20 décembre 2004), pp. 445 – 463

81. 'William Arthur Lewis, Anatomie Du Sous-Développement' <http://www.alternatives-economiques.fr/william-arthur-lewis--anatomie-du-sous-developpement_fr_art_207_24501.html> [accessed 14 May 2016]

82. World Health Organization, *The World Health Report* (Genève : WHO, 2000)

83. Zoungrana, Yakouba, Laurent Nikiema, Aissétou Lallé, Aboudou Guinko, Jeanne Monique Nougtara, and Idrissa Compaoré, 'La stratégie nationale de subvention des accouchements et des soins obstétricaux et néonataux d'urgence au Burkina Faso', in *Capitalisations de politiques publiques d'exemption du paiement des soins en Afrique de l'Ouest* (Ouagadougou : Centre de recherche du centre hospitalier de l'université de

Montréal et Help-Hilfe zur Selbsthilfe e.V. Allemagne, 2012), p. 151

84. E. Robert et V. Ridde (2013) : Global health actors no longer in favour of user fees: a documentary study. Globalization and Health 2013, 9:29 . http://www.globalizationhealth.com/content/9/1/29

Table des matières

Le Tchad
aux éditions L'Harmattan

Dernières parutions

POUR LE TCHAD
Récit au cœur de la révolution
Medella Youssouf Moussa - Préface de Hassan Mahamat Abbas
Ce livre porte un jugement sans complaisance sur certains événements de la révolution tchadienne. L'auteur, actuellement chef de canton de Médéléa (Kanem), et coordinateur adjoint des autorités traditionnelles du Tchad, ancien membre du Front de Libération Nationale, a été ministre, conseiller chargé de mission à la présidence, ambassadeur au Soudan, puis promu général de brigade en 2006. Il dévoile ici des informations historiques inédites et des secrets qui éclairent les zones obscures de cette période dite «de révolution».
(Coédition Al Mouna, 19.00 euros, 190 p.)
ISBN : 978-2-343-03025-8, ISBN EBOOK : 978-2-336-38095-7

LES NGAMBAYES
Une société de la savane arborée du Tchad
Maikoubou Dingamtoudji
Les Ngambayes forment l'une des populations de la savane arborée à l'extrême sud du Tchad. Ce livre parle de tout ce qui les entoure, de la terre et du fleuve, des différents types de végétation et du climat. On y découvre aussi leurs coutumes, leurs traditions, leur langue, leurs croyances et leurs pratiques magiques ainsi qu'un grand nombre de renseignements sur le territoire ngambaye, son organisation politique, sa monnaie, son artisanat, sa richesse naturelle et beaucoup d'autres détails surprenants.
(Coll. Études africaines, 24.00 euros, 254 p.)
ISBN : 978-2-343-03837-7, ISBN EBOOK : 978-2-336-37346-1

TCHAD LES PARTIS POLITIQUES ET LES MOUVEMENTS D'OPPOSITION ARMÉS DE 1990 À 2012
Haggar Hissein Idriss
Le multipartisme intégral, tel qu'il existe au Tchad, ne rime pas forcément avec démocratie et a donné naissance à plus de 150 partis n'ayant aucune influence sur la vie politique. Afin d'éviter que le pays ne sombre dans un chaos généralisé et incontrôlable, l'auteur propose une démocratie éducative et constructive en limitant le nombre des partis politiques. Une fois la démocratie bien enracinée

auprès des populations par la formation, l'éducation et le civisme et rendue possible l'alternance politique par les urnes, la limitation se fera d'elle-même.
(Coll. Pour mieux connaître le Tchad, 31.00 euros, 302 p.)
ISBN : 978-2-343-04796-6, ISBN EBOOK : 978-2-336-36481-0

BATAILLE (LA) DE N'DJAMENA – 2 FÉVRIER 2008
Récit
Koulamallah Abderaman
Abderaman Koulamallah raconte ici la folle chevauchée motorisée de plus de 1000 kilomètres, qui a permis la prise de N'Djamena, le 2 février 2008, à laquelle il a participé au cœur d'une coalition rebelle déterminée à renverser Idriss Déby, ainsi que les événements qui ont suivi, et le repli de l'expédition. La victoire de N'Djamena, fait d'armes exceptionnel, a surpris tout le monde, mais l'expédition a fini en repli. Que s'est-il passé ? Comment expliquer ce gâchis ?
(18.00 euros, 282 p.)
ISBN : 978-2-343-05077-5, ISBN EBOOK : 978-2-336-36771-2

CONFLITS (LES) SOCIAUX AUX RIVAGES DU LAC TCHAD DUS À LA RÉGRESSION DU NIVEAU DES EAUX
Le cas des populations du canton de Bol (nouvelle édition)
Ndadoum Nadmian
Le lac Tchad, quatrième en Afrique et septième dans le monde, a connu une régression rapide dans les quarante dernières années. La raréfaction des ressources en terres cultivables et en eau ainsi que le manque de coopération entre les acteurs impliqués dans la gestion des ressources en eau du lac expliquent la recrudescence des conflits entre cultivateurs, éleveurs et pêcheurs. Qui sont ces acteurs ? Quels rôles jouent-ils ? Comment communiquent-ils les uns avec les autres ?
(Coédition Al Mouna, 12.00 euros, 106 p.)
ISBN : 978-2-336-30973-6, ISBN EBOOK : 978-2-336-36510-7

DICTIONNAIRE PRATIQUE DU FRANÇAIS DU TCHAD
Djarangar Djita Issa
Ce dictionnaire est conçu pour permettre à l'utilisateur de s'exprimer en français tout en continuant à regarder le monde et à penser dans les langues tchadiennes : avec lui, le français devient langue tchadienne. Pour le touriste de passage comme pour l'étranger qui vit au Tchad, posséder cet ouvrage c'est déjà mettre un grand pays en poche pour un tourisme linguistique et culturel. Pour l'enseignant et l'apprenant, il est un outil pédagogique qui leur donne les moyens de se comprendre.
(Coll. Études africaines, 39.50 euros, 416 p.)
ISBN : 978-2-343-04070-7, ISBN EBOOK : 978-2-336-35476-7

RELATIONS (LES) ENTRE FRONTALIERS
Cameroun-Tchad
Domo Joseph
Les frontières nées de la colonisation séparent des groupes sociaux qui ont toujours partagé un environnement commun. Désormais, les peuples se reconnaissent comme appartenant à des réalités différentes. La tendance est à la poursuite d'une

coopération soutenue et au renforcement des liens à travers la densification et la modernisation des moyens de communication. La mobilité des populations, rendue plus fluide, autorise une meilleure approche des rapports interindividuels dans le cadre formel de la CEMAC.
(Coll. Études africaines, 21.00 euros, 210 p.)
ISBN : 978-2-296-99781-3, ISBN EBOOK : 978-2-296-53172-7

AFFAIRE (L') HISSÈNE HABRÉ
Aspects judiciaires nationaux et internationaux
Sall Alioune
Préface de Abdoul Gourmo Lô
Cet ouvrage est celui d'un décryptage ordonné, méthodique d'une instance judiciaire en déploiement hégélien... L'auteur nous invite à un presque récit philosophique d'un droit en perpétuelle réinvention, du fait des nécessités de notre temps dont l'Affaire Habré est une belle illustration.
(12.00 euros, 96 p.)
ISBN : 978-2-296-99549-9, ISBN EBOOK : 978-2-296-52994-6

DES GROTTES DU DARFOUR À L'EXIL
Chronique d'une lutte inachevée
Haggar Hissein Idriss
Préface d'Acheikh Ibn-Oumar
De juin 1992 à 1995, une guérilla oppose l'armée tchadienne, épaulée par les Soudanais, aux combattants du Conseil national de redressement du Tchad, dirigé par le colonel Abbas Koty Yacoub. Ce petit groupe armé, retranché dans les grottes du Darfour, mena une résistance acharnée et courageuse contre le régime dictatorial et clanique du président Idriss Déby, avec des moyens dérisoires. Ce sont les mouvements de ces combattants, leur vie quotidienne jalonnée d'attentes, d'emprisonnements et de combats, que décrit cette chronique.
(Coll. Pour mieux connaître le Tchad, 31.00 euros, 302 p.)
ISBN : 978-2-336-29162-8, ISBN EBOOK : 978-2-296-51599-4

NOMS (LES) DE PERSONNES CHEZ LES NGAMBAYES DU TCHAD
Maikoubou Dingamtoudji
Cet ouvrage dresse un répertoire des noms propres de personnes chez les Ngambayes du Tchad. Chaque nom peut être considéré comme un message qui nous renseigne, soit sur les circonstances qui ont présidé à la naissance de l'enfant, soit sur des expériences vécues par les parents ou le clan au moment de la naissance. Les noms ngambayes parlent. Voici mis en valeur ces joyaux du génie de la langue ngambaye.
(Coll. Etudes africaines, 13.50 euros, 126 p.)
ISBN : 978-2-336-00506-5, ISBN EBOOK : 978-2-296-51186-6

CINQUANTE ANS DE LA VIE DE L'EGLISE CATHOLIQUE AU TCHAD
Épreuves et espérance
Vandame Charles
Missionnaire au Tchad depuis plus de 50 ans, l'auteur livre ses réflexions. Les missionnaires catholiques ont-ils vraiment respecté les cultures et religions

africaines traditionnelles ? Comment l'Église catholique gère-t-elle ses relations avec les Églises protestantes et avec le culte musulman ? Comment se passe la rencontre entre la culture africaine, marquée par un fort esprit communautaire, et la culture moderne, marquée par un extrême individualisme ?
(Coédition Al Mouna, 14.00 euros, 136 p.)
ISBN : 978-2-336-00109-8, ISBN EBOOK : 978-2-296-50902-3

DÉVELOPPEMENT (LE) DE L'ÉDUCATION EN AFRIQUE SUBSAHARIENNE
Exemple du Tchad
Hagam Salé
Après avoir démontré que les acquisitions des élèves restent inférieures aux ressources mobilisées, cette étude, à travers l'exemple du Tchad, propose des pistes en vue de l'amélioration organisationnelle des systèmes éducatifs des pays d'Afrique subsaharienne.
(Coll. Éducations et sociétés, 30.00 euros, 304 p.)
ISBN : 978-2-336-00310-8, ISBN EBOOK : 978-2-296-50953-5

ÉLOGE DE L'AMITIÉ FRATERNELLE
Abdel-Rhamane Haggar Ali
L'auteur, militant des droits de l'homme et de la non-violence, s'interroge dans cet ouvrage sur ce qu'est être tchadien aujourd'hui.
(Coédition Al Mouna, 16.50 euros, 162 p.)
ISBN : 978-2-336-00067-1, ISBN EBOOK : 978-2-296-50854-5

TCHAD (LE) SUR LA VOIE DE LA RENAISSANCE
Ngardiguina Abdoulaye - Préface de Hassan Sylla Bakari
Le 1er décembre 2010, date de la commémoration de la 20e édition de la Journée de la Démocratie et de la Liberté, le président de la République du Tchad annonce l'an 1 de la Renaissance. Une nouvelle page de l'histoire du pays venait de s'ouvrir. *Le Tchad sur la voie de la Renaissance* est une analyse du discours fondateur de cette ère nouvelle.
(Coll. Harmattan Cameroun, 12.50 euros, 112 p.)
ISBN : 978-2-296-99103-3, ISBN EBOOK : 978-2-296-50198-0

AUTOUR DU LAC TCHAD
Enjeux et conflits pour le contrôle de l'eau
Bertoncin Marina, Pase Andrea
Depuis les années 1960, des projets de développement fondés sur des techniques modernes d'irrigation se sont installés tout autour du lac Tchad, dans la certitude de vaincre ainsi les sécheresses récurrentes. Dans ce contexte, le projet d'irrigation n'a pas seulement pour but la modernisation de la production : il intervient en profondeur sur les relations entre population et territoire, en modifiant les dynamiques sociales et celles du pouvoir.
(Coll. Etudes africaines, 36.50 euros, 360 p.)
ISBN : 978-2-296-99057-9

L'HARMATTAN ITALIA
Via Degli Artisti 15; 10124 Torino
harmattan.italia@gmail.com

L'HARMATTAN HONGRIE
Könyvesbolt ; Kossuth L. u. 14-16
1053 Budapest

L'HARMATTAN KINSHASA
185, avenue Nyangwe
Commune de Lingwala
Kinshasa, R.D. Congo
(00243) 998697603 ou (00243) 999229662

L'HARMATTAN CONGO
67, av. E. P. Lumumba
Bât. – Congo Pharmacie (Bib. Nat.)
BP2874 Brazzaville
harmattan.congo@yahoo.fr

L'HARMATTAN GUINÉE
Almamya Rue KA 028, en face
du restaurant Le Cèdre
OKB agency BP 3470 Conakry
(00224) 657 20 85 08 / 664 28 91 96
harmattanguinee@yahoo.fr

L'HARMATTAN MALI
Rue 73, Porte 536, Niamakoro,
Cité Unicef, Bamako
Tél. 00 (223) 20205724 / +(223) 76378082
poudiougopaul@yahoo.fr
pp.harmattan@gmail.com

L'HARMATTAN CAMEROUN
BP 11486
Face à la SNI, immeuble Don Bosco
Yaoundé
(00237) 99 76 61 66
harmattancam@yahoo.fr

L'HARMATTAN CÔTE D'IVOIRE
Résidence Karl / cité des arts
Abidjan-Cocody 03 BP 1588 Abidjan 03
(00225) 05 77 87 31
etien_nda@yahoo.fr

L'HARMATTAN BURKINA
Penou Achille Some
Ouagadougou
(+226) 70 26 88 27

L'HARMATTAN SÉNÉGAL
10 VDN en face Mermoz, après le pont de Fann
BP 45034 Dakar Fann
33 825 98 58 / 33 860 9858
senharmattan@gmail.com / senlibraire@gmail.com
www.harmattansenegal.com

L'HARMATTAN BÉNIN
ISOR-BENIN
01 BP 359 COTONOU-RP
Quartier Gbèdjromèdé,
Rue Agbélenco, Lot 1247 I
Tél : 00 229 21 32 53 79
christian_dablaka123@yahoo.fr

Achevé d'imprimer par Corlet Numérique - 14110 Condé-sur-Noireau
N° d'Imprimeur : 132762 - Dépôt légal : octobre 2016 - *Imprimé en France*

www.ingramcontent.com/pod-product-compliance
Lightning Source LLC
LaVergne TN
LVHW010944061026
849535LV00007B/2565
* 9 7 8 2 3 4 3 0 9 4 2 8 1 *